하루 1분으로 아름다운 골격을 만드는
미골 필라테스 다이어트

처음하는 필라테스

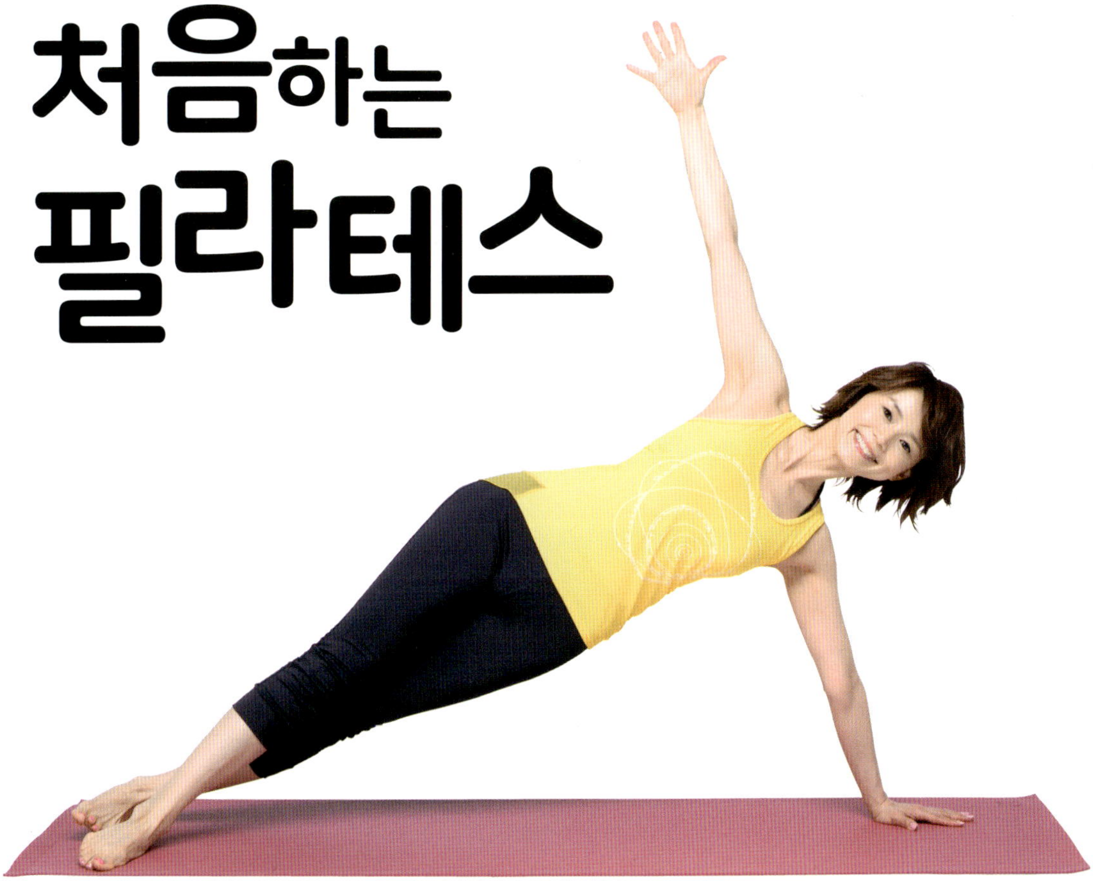

사토코 지음
송유선 옮김

북핀

1NICH1PUN BIKOTSU PILATES DIET
© SATOKO, 2017
All rights reserved.
Original Japanese edition published by Kobunsha Co., Ltd.
Korean translation rights arranged with Kobunsha Co., Ltd.
through Eric Yang Agency, Inc., Seoul.

이 책의 한국어판 저작권은 EYA(Eric Yang Agency)를 통한 Kobunsha Co., Ltd.사와의 독점계약으로 ㈜북핀이 소유합니다.
저작권법에 의하여 한국 내에서 보호를 받는 저작물이므로 무단전재 및 복제를 금합니다.

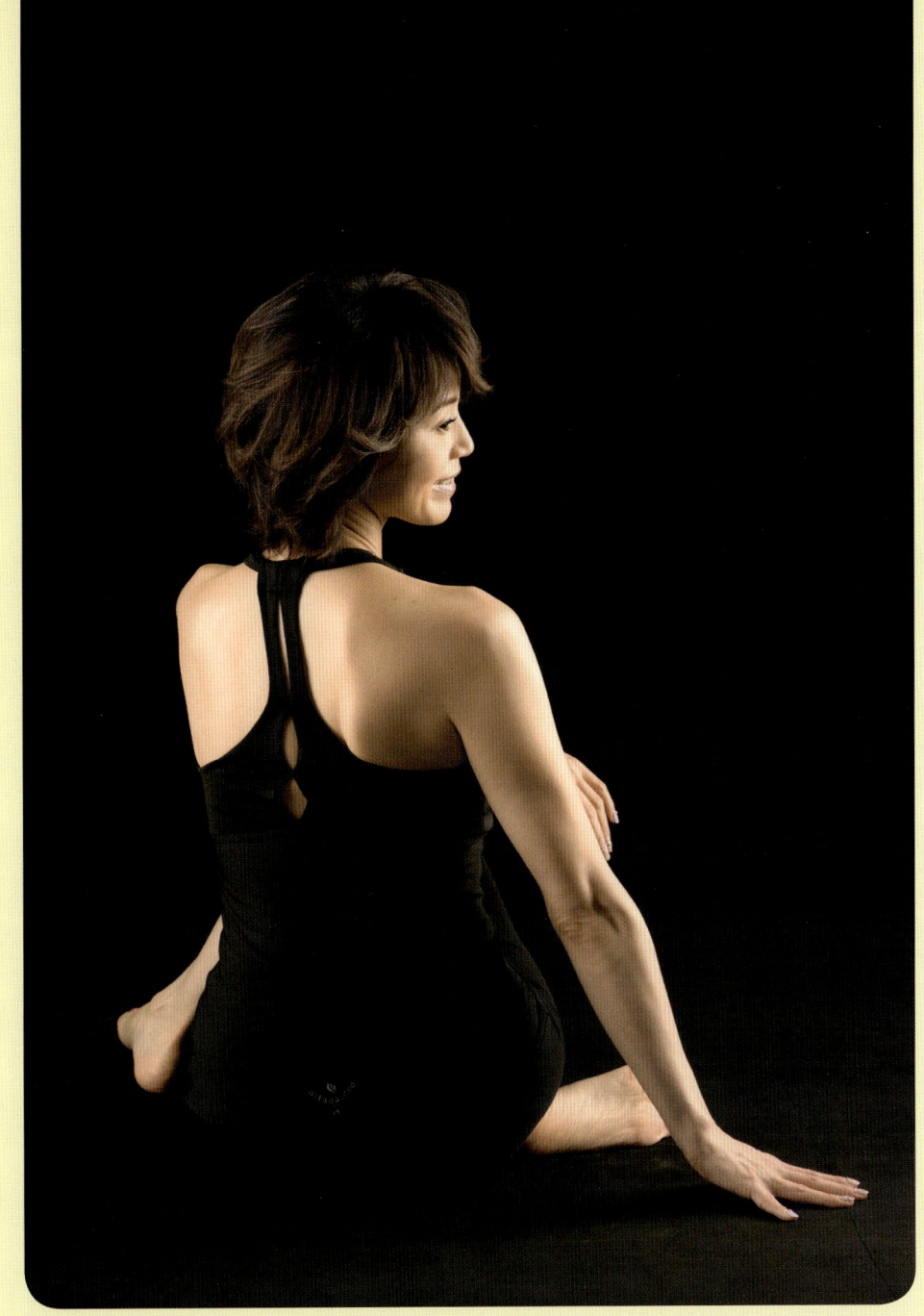

아름다운 여성의 몸에서 느껴지는 건강한 기운은 자세로부터 시작됩니다.

자신의 몸에 대한 정확한 지식을 가지고,

자연스러운 움직임을 하면 저절로 '아름다움'이 몸에 스며듭니다.

'미골 美骨 필라테스'는 내 몸의 뼈와 근육을 머릿속에 이미지화하여

바른 자세와 자연스러운 움직임을 익히게 도와주는

아름답고 싶은 모든 여성을 위해 고안된 사토코의 필라테스 메소드입니다.

PROLOGUE | 프롤로그

처음 뵙겠습니다. 미골 필라테스 트레이너 사토코입니다.

'미골 필라테스'란 아름다운 골격 만들기를 목적으로 하는 셀프 필라테스 트레이닝 프로그램입니다. 아름다운 몸은 아름다운 골격(미골 美骨)에서 시작됩니다. 이 책에서 제안하는 **'풀다, 펴다, 잇다, 조이다'**의 4개의 스텝을 생활에 도입하면 당신의 골격은 '미골'로 바뀝니다. '미골'로 바뀌면 몸을 바르게 움직일 수 있고, 아름다운 자세를 유지할 수 있습니다. 그리고 평생 살찌지 않고 늘어지지 않고 처지지 않는 자연스러운 몸과 아름다운 스타일을 이어갈 수 있게 됩니다.

저의 스튜디오에는 20대부터 70대까지 폭넓은 연령층의 손님이 오십니다. "배 주위의 살을 없애고 싶어요."라거나 "엉덩이가 처지고 있어서 힙업하고 싶어요." 등 고민도 정말 다양합니다. 그런 목소리를 모아서 정리하고 자세히 분석해보니, 크게 7개의 **'고민 타입'**으로 나눌 수 있더군요. 이 7개의 타입을 이 책에서는 7명의 '고민 여성'으로 설명하였습니다. 아마 당신의 타입도 분명히 7명 안에 있을 것입니다.

사실, 이런 고민은 몸을 바르게 움직이고 있지 않은 것에서 생긴 것입니다. 그냥 무작정 몸을 움직여 운동하는 것보다 우선 자신의 '고민 타입'을 아는 것이 중요합니다. 그 후에 그것을 해결할 '미골 필라테스'를 집중적으로 하면 몸을 바르게 사용할 수 있게 되는 것입니다.

미골을 만드는 데 있어 강력한 서포트 역할을 하는 것이 '근육'입니다. 그중에서도 가장 중요한 15개의 근육을 이 책에서는 '미근美筋'이라고 부르고 있습니다. '미근'에는 스트레스를 느끼는 '너무 열심히 일하는 근육'과 헐겁고 느슨한 '사용하지 않는 근육'이 있습니다. '너무 열심히 일하는 근육'을 느슨하게 풀어서 펴주고, '사용하지 않는 근육'은 연결하여 조이는 것이 중요합니다. 이 일련의 움직임에 의해 '미근'은 본래 있어야 할 곳에서 힘을 발휘하여 '미골'로의 길이 넓게 펼쳐지는 것입니다.

여러분의 몸이 건강하고 아름다워질 수 있도록 저의 지식과 경험과 노하우를 총동원하여 이 책을 만들었습니다. 그렇다고 해서 결코 어려운 동작과 운동이 담긴 것이 아닙니다. 프로그램 형식으로 되어 있지만 **하루 1분**의 시간만으로 쉽게 시작할 수 있는 간단한 것뿐입니다.

'바빠서 전혀 시간이 없다.', '여러 가지 운동에 도전해 보았지만 전부 포기했다.'라고 하시는 분들이야말로 도전해 보셨으면 좋겠습니다. 잠자리에 들기 전 1분, 아침에 일어나서 바로 1분, 업무 중 휴식시간 1분, 집안일 하는 중 1분 등, 당신의 라이프스타일에 맞춰 꼭 도전해 주세요.

자, 아름다운 몸으로의 여정을 저와 함께 걸어봅시다!

사토코

CONTENTS | 목차

프롤로그 ... 4
이 책의 활용법 ... 10

PART 1 미골과 미근, 나의 고민 Check!

사용하는 도구에 대하여 ... 14
15가지 미근 살펴보기 ... 15
당신의 고민은 무엇입니까? ... 18
당신은 어떤 타입인가요? ... 22
　✓ CHECK LIST ... 22
　　TYPE 1　처진 뱃살 타입 ... 22
　　TYPE 2　뚱뚱한 허벅지 타입 ... 23
　　TYPE 3　납작한 엉덩이 타입 ... 23
　　TYPE 4　늘어진 허벅지 타입 ... 24
　　TYPE 5　뻣뻣한 새우등 타입 ... 24
　　TYPE 6　뻐근한 어깨 타입 ... 25
　　TYPE 7　살찐 겨드랑이 타입 ... 25
너무 열심히 일하는 근육과 사용하지 않는 근육을 체크하자! ... 26
미골을 목표로 하는 여성을 위한 고민 해결 프로그램 ... 29

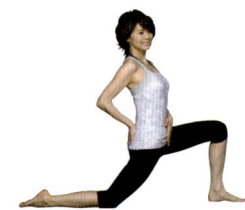

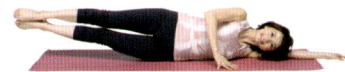
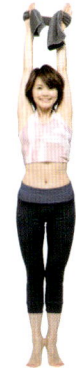

PART 2 기초 포지션 트레이닝

STEP 0. 미골을 만드는 8개의 기초 포지션	**32**
8개의 기초 포지션 살펴보기	**33**
기초 포지션 트레이닝	**38**
1 **두개골** ― 머리와 목에 중요한 경추	38
2 **견갑골** ― 견갑골의 바른 위치	40
3 **늑골** ― 늑골 이미지 호흡	42
4 **흉추** ― 가슴 쓸어내리는 호흡	44
5 **골반** ― 골반 위치 바로잡기	46
6 **척추** ― 척추 하나하나 스트레칭	48
7 **고관절** ― 고관절 공간 넓히기	50
8 **발바닥** ― 발바닥 아치 만들기	52

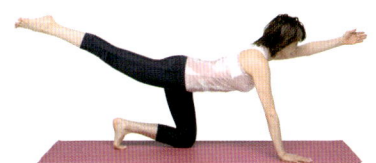
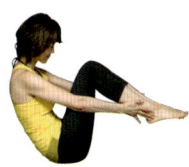

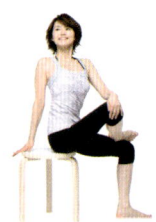

PART 3 미골 필라테스 프로그램

미골 필라테스 진행 방법	56
미골 필라테스 프로그램 표	58
미골 필라테스 프로그램 설정	60
STEP 1. MAINTENANCE │ 풀다	**64**
TYPE 1 처진 뱃살 타입 — 골반 굴리기	64
TYPE 2 뚱뚱한 허벅지 타입 — 볼록 나온 아랫배 풀기	66
TYPE 3 납작한 엉덩이 타입 — 딱딱한 엉덩이 풀기	68
TYPE 4 늘어진 허벅지 타입 — 안쪽 허벅지 자극하는 호흡	70
TYPE 5 뻣뻣한 새우등 타입 — 가슴을 크게 여는 호흡	72
TYPE 6 뻐근한 어깨 타입 — 어깨 주위 풀기	74
TYPE 7 살찐 겨드랑이 타입 — 겨드랑이 아래 살 펴기	76
STEP 2. STRETCHING │ 펴다	**80**
TYPE 1 처진 뱃살 타입 — 허리 펴기 트위스트	80
TYPE 2 뚱뚱한 허벅지 타입 — 볼록한 아랫배 펴기	82
TYPE 3 납작한 엉덩이 타입 — 딱딱한 엉덩이 펴기	84
TYPE 4 늘어진 허벅지 타입 — 안쪽과 바깥쪽 허벅지 늘이기	86
TYPE 5 뻣뻣한 새우등 타입 — 새우등 펴기	88
TYPE 6 뻐근한 어깨 타입 — 견갑골 스트레칭	90
TYPE 7 살찐 겨드랑이 타입 — 겨드랑이와 등 스트레칭	92

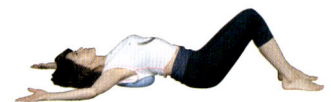
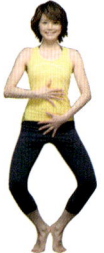

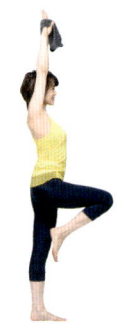

STEP 3. EXERCISE | 잇다 — 96
- **TYPE 1** 처진 뱃살 타입 — 허리 늘이기 — 96
- **TYPE 2** 뚱뚱한 허벅지 타입 — 배 끌어 올리는 포지션 — 98
- **TYPE 3** 납작한 엉덩이 타입 — 엉덩이 업다운 — 100
- **TYPE 4** 늘어진 허벅지 타입 — 안쪽 허벅지 붙여서 업다운 — 102
- **TYPE 5** 뻣뻣한 새우등 타입 — 팔다리 들어 옆구리 늘이기 — 104
- **TYPE 6** 뻐근한 어깨 타입 — 어깨 끌어당겨 펴기 — 106
- **TYPE 7** 살찐 겨드랑이 타입 — 겨드랑이 살 조이기 — 108

STEP 4. STYLE-UP | 조이다 — 112
- **TYPE 1** 처진 뱃살 타입 — 허리 펴서 지탱하기 — 112
- **TYPE 2** 뚱뚱한 허벅지 타입 — 한쪽 다리 들고 서기 — 114
- **TYPE 3** 납작한 엉덩이 타입 — 아름다운 엉덩이 스쿼트 — 116
- **TYPE 4** 늘어진 허벅지 타입 — 안쪽 허벅지 플리에 — 118
- **TYPE 5** 뻣뻣한 새우등 타입 — 부드럽게 척추 굴리기 — 120
- **TYPE 6** 뻐근한 어깨 타입 — 어깨 라인 잡는 푸시업 — 122
- **TYPE 7** 살찐 겨드랑이 타입 — 뒤태 살리는 플랭크 — 124

좀 더 알고 싶은 미골 필라테스 Q&A — 126

에필로그 — 127

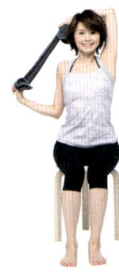
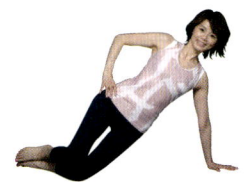

이 책의 활용법

이 책은 크게 두 가지로 프로그램을 진행할 수 있게 되어 있습니다.
자신의 현재 몸에 대한 고민을 살펴보고 7가지의 타입별로 프로그램을 진행하는 방법과
'풀다, 펴다, 잇다, 조이다'의 4개의 스텝에 따라 진행하는 방법이 있습니다.
그날의 기분이나 목적에 따라 진행 방법을 골라서 진행하시면 됩니다.

스텝의 흐름
전 프로그램은 '풀다, 펴다, 잇다, 조이다'의 스텝으로 나뉘어 있습니다. 우선 '풀다' 단계부터 시작하세요. 몸의 상태가 변화하기 시작했다면 조금씩 다음 단계로 높여 갑니다.

움직임의 이미지를 의식!
메인으로 보이는 포즈는 이 움직임에서 가장 중요한 포즈입니다. 동작의 흐름에서 중요한 점이나 가장 의식해야 할 이미지 등을 알려줍니다.

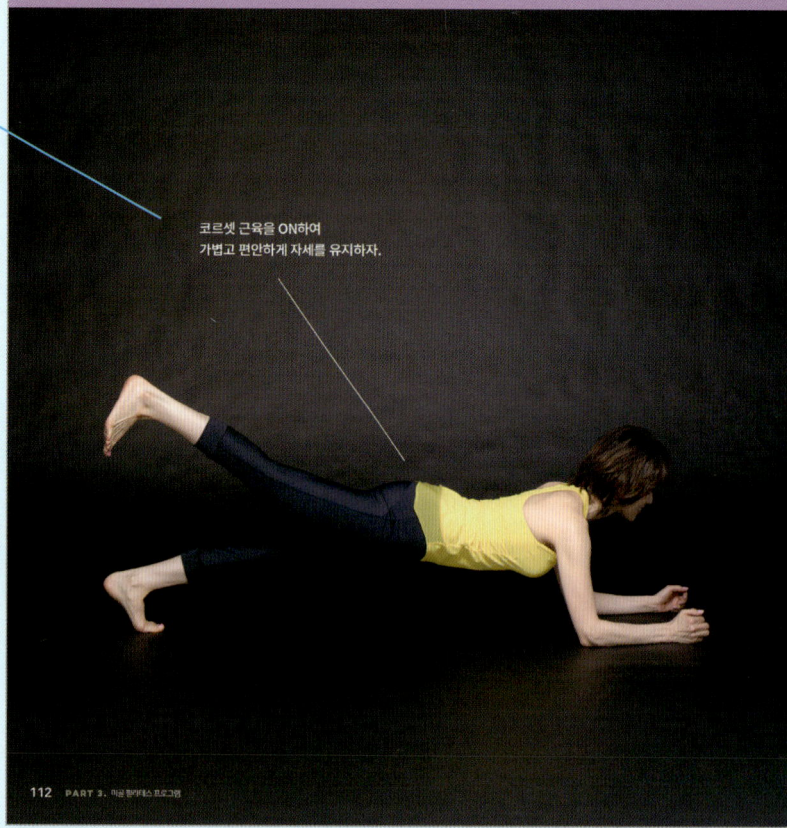

STEP 4. STYLE-UP | 조이다

처진 뱃살 타입
허리 펴서 지탱하기

코르셋 근육을 ON하여
가볍고 편안하게 자세를 유지하자.

> **사토코 선생님**
>
> **가장 중요한 것은 '의식'하는 것!**
> 이 책의 프로그램은 흐름에 따라 그저 똑같이 움직이면 되는 것은 아닙니다. 몸의 내부를 알고 뼈의 포지션이나 근육의 위치를 머릿속에 이미지화하여 의식하며 움직임으로써 내가 원하는 부위에 정확한 효과가 나타나는 것입니다. '미골 포인트'나 '미근 스위치' 등을 통해 알려주는 부위는 더욱 의식을 집중하면서 진행하는 것이 좋습니다.

포즈의 명칭과 움직이는 법

고민의 목적에 따른 포즈의 명칭과 움직이는 법의 포인트가 적혀 있습니다. 뼈나 근육을 의식하면서 움직이면 자신의 몸 상태를 알 수 있습니다.

사용하는 도구 (→14쪽 참조)

주위의 간단한 도구를 사용하는 경우도 있습니다. 사용 도구는 아이콘으로 표시했습니다.

 의자　 타월　 벽

쿠션　큰 공　작은 공

허리 펴서 지탱하기

코르셋 근육을 확실하게 느낄 수 있게 되었다면, 전신의 근육을 활성화시킬 수 있도록 가볍게 몸을 조여 봅시다.

 타월 사용

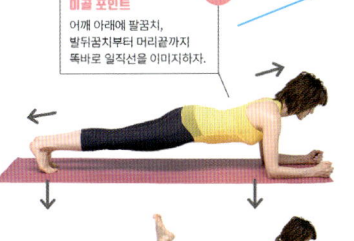

미골 포인트
어깨 아래에 팔꿈치, 발뒤꿈치부터 머리끝까지 똑바로 일직선을 이미지하자.

1
양 팔꿈치와 발끝을 바닥에 붙이고 머리부터 발뒤꿈치까지 몸통을 곧게 펴면서 10초간 유지한다. (플랭크 자세)

자세가 힘들다면
무릎을 굽혀도 OK

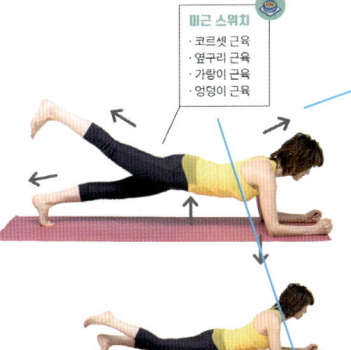

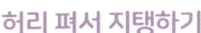 **미근 스위치**
· 코르셋 근육
· 옆구리 근육
· 가랑이 근육
· 엉덩이 근육

2
배와 엉덩이의 근육을 의식하면서 한쪽 다리를 들어 올린다. 자세가 흐트러지지 않도록 균형을 유지한 후 천천히 다리를 내린다. 반대쪽 다리도 마찬가지로 진행한다.

NG
배에 힘이 빠지면 자세가 흐트러지므로 주의한다.

미골 포인트

동작에서 의식해야 할 포인트를 '미골 포인트'라고 표시했습니다. 뼈의 위치와 공간을 의식합시다.

자세가 힘든 사람은 편한 자세로

포즈가 힘들 때 무리는 금물! 부담을 줄이면서 효과를 내는 제2의 포즈를 볼 수 있습니다.

화살표를 체크

근육이 움직이는 방향을 화살표로 표시했습니다. 힘을 넣는 방향으로 이해하고 움직이면 효과가 더 확실합니다.

NG 자세

잘못된 자세는 NG 표시와 함께 주의할 점을 적어 두었습니다. 틀린 포즈를 취하면 효과는 반감하기 때문에 주의해야 합니다.

미근 스위치

딸깍하고 스위치를 켜듯이 동작 중에 사용해야 할 근육을 '미근 스위치'라고 표시했습니다. 각 미근의 위치는 '15가지 미근 살펴보기(15쪽)'를 참고하세요. 이 책에서는 저자가 이름 붙인 알기 쉬운 미근 이름을 사용하고 있습니다.

미골과 미근,
나의 고민 Check!

- 사용하는 도구에 대하여
- 15가지 미근 살펴보기
- 당신의 고민은 무엇입니까?
- 당신은 어떤 타입인가요?
- 너무 열심히 일하는 근육과 사용하지 않는 근육을 체크하자!
- 미골을 목표로 하는 여성을 위한 고민 해결 프로그램

사용하는 도구에 대하여

이 책에서는 몇 개의 도구를 사용하는 프로그램이 있습니다.
사용하는 것은 의자, 공(큰 것, 작은 것), 쿠션, 벽, 타월 등이며,
바닥에서 하는 프로그램은 요가 매트 위에서 진행합니다.

의자

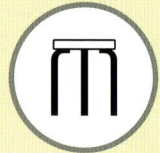

앉은 상태에서 진행하는 프로그램에서는 의자를 준비합니다. 등받이가 없는 둥근 의자를 주로 사용하며, 선 채로 어딘가에 손을 대야 하는 경우에는 등받이가 있는 의자나 벽을 사용합니다.

공 (대·소)

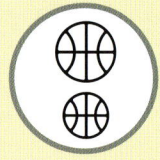

큰 공은 지름 20cm 전후의 필라테스 공이 적합합니다. 작은 공은 경식 테니스공을 준비합니다. 둘 다 근육을 압박하여 뻐근함을 풀거나 위에 올라 밸런스를 잡는 역할을 합니다. 큰 공과 작은 공 모두 공기는 너무 많이 넣지 않고, 너무 딱딱하거나 너무 부드럽지 않은 것이 이상적입니다.

쿠션

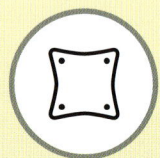

바닥에 누워 진행하는 프로그램에서 머리에 깔고 사용하는 경우가 있습니다. 타월을 개켜서 대용해도 괜찮습니다.

벽

벽에 손을 대고 몸을 기대어 진행하는 프로그램을 진행합니다. 단단한 벽이라면 어디라도 상관없습니다.

타월

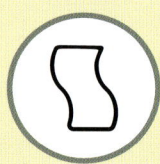

손이나 다리를 제대로 뻗기 위해 타월을 쥐고 프로그램을 진행하는 경우가 있습니다. 또 겨드랑이 아래에 끼워 사용하는 일도 있습니다. 폭이 좁은(20cm 전후) 스포츠 타월을 사용하는 것이 가장 좋지만, 없다면 일반 페이스 타월을 사용해도 괜찮습니다. 또 타월은 아래와 같이 쥐는 것을 원칙으로 합니다.

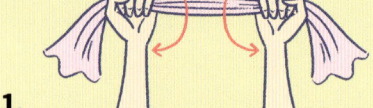

1. 양손으로 타월 끝을 잡고 안으로 돌려 회전시킨다.

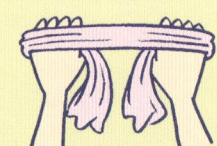

2. 손등 위에 타월이 있는 상태로 한다.

15가지 미근 살펴보기

우리 신체의 근육은 부위에 따라 인체 해부학적 명칭이 있습니다.
하지만 그 이름이 다소 어렵고 생소할 수 있어서 저는 모두가 쉽게 외울 수 있는 미근 이름 으로
바꿔서 부르고 있습니다. 자신의 근육에 친근감을 가지면서 근육의 위치와 이름을 외워 봅시다.

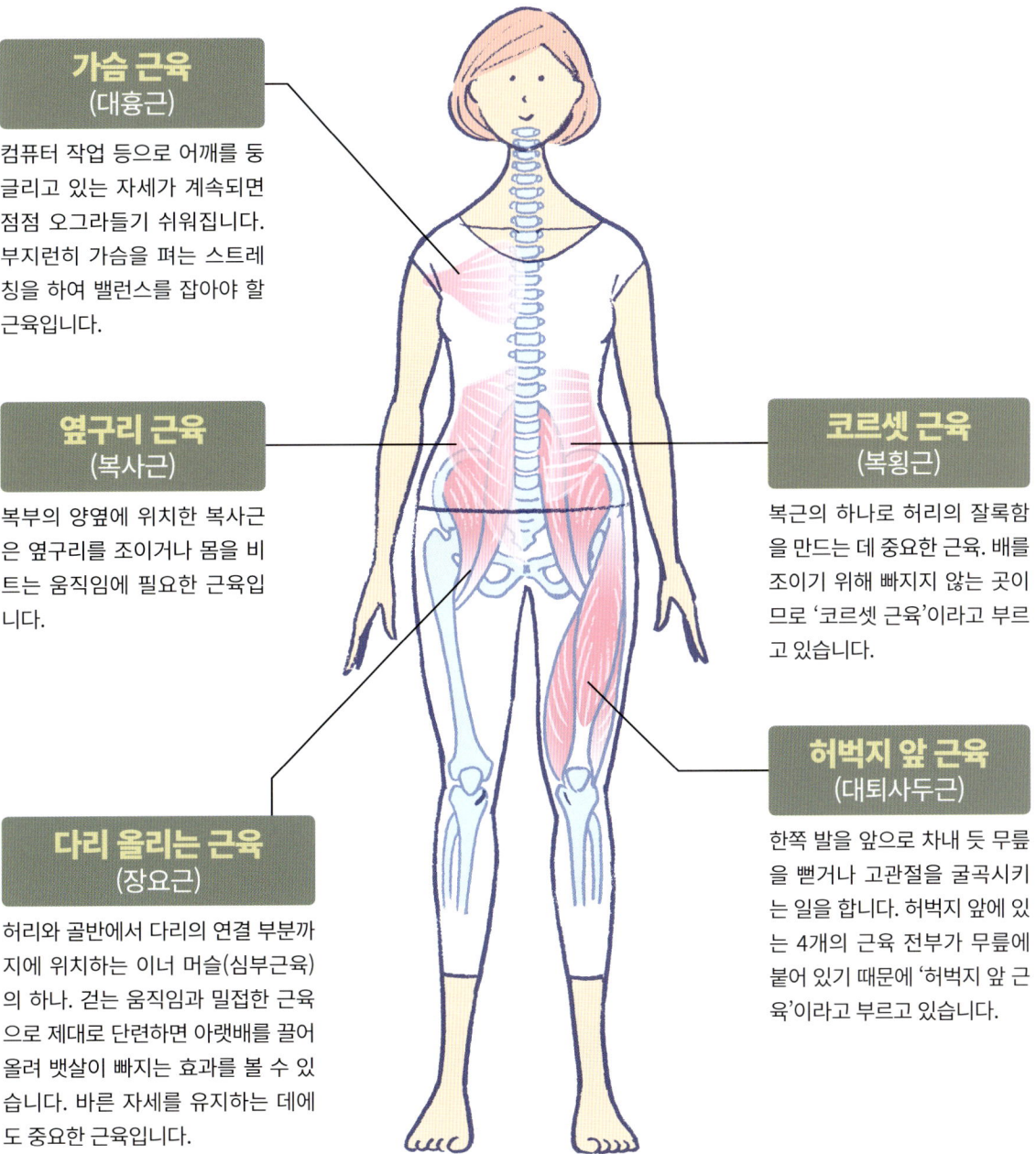

가슴 근육
(대흉근)

컴퓨터 작업 등으로 어깨를 둥글리고 있는 자세가 계속되면 점점 오그라들기 쉬워집니다. 부지런히 가슴을 펴는 스트레칭을 하여 밸런스를 잡아야 할 근육입니다.

옆구리 근육
(복사근)

복부의 양옆에 위치한 복사근은 옆구리를 조이거나 몸을 비트는 움직임에 필요한 근육입니다.

다리 올리는 근육
(장요근)

허리와 골반에서 다리의 연결 부분까지에 위치하는 이너 머슬(심부근육)의 하나. 걷는 움직임과 밀접한 근육으로 제대로 단련하면 아랫배를 끌어올려 뱃살이 빠지는 효과를 볼 수 있습니다. 바른 자세를 유지하는 데에도 중요한 근육입니다.

코르셋 근육
(복횡근)

복근의 하나로 허리의 잘록함을 만드는 데 중요한 근육. 배를 조이기 위해 빠지지 않는 곳이므로 '코르셋 근육'이라고 부르고 있습니다.

허벅지 앞 근육
(대퇴사두근)

한쪽 발을 앞으로 차내 듯 무릎을 뻗거나 고관절을 굴곡시키는 일을 합니다. 허벅지 앞에 있는 4개의 근육 전부가 무릎에 붙어 있기 때문에 '허벅지 앞 근육'이라고 부르고 있습니다.

등 펴는 근육
(척추기립근군)

경추에서 골반까지 척추를 따라가듯 자리 잡은 9개 근육의 총칭입니다. 기다란 나무의 줄기와 가지를 척추와 근육의 관계로 그려보세요. 바른 자세를 유지하는 것과 아름다운 등을 만드는 데 중요한 근육입니다.

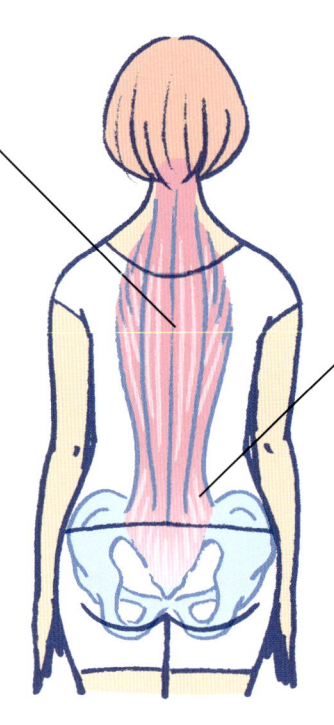

휜 허리 근육
(척추기립근군 하부)

허리를 휘게 하는 움직임에 관여하는 척추기립근군의 하부. 복근을 의식하며 허리를 펴는 것이 중요합니다. 복근이 약해 허리에 부담을 느낄 때는 이 '휜 허리 근육'이 스트레스를 받고 있다는 증거.

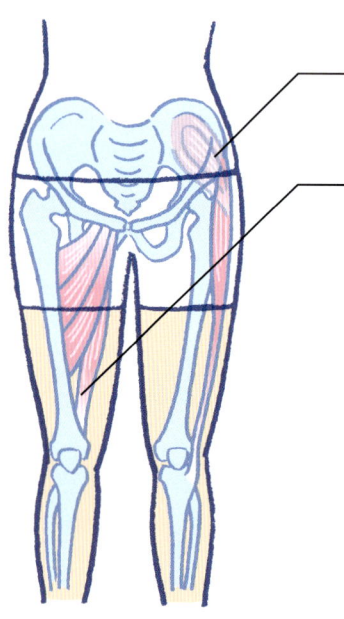

바깥 허벅지 근육
(고관절 외회전근)

안쪽 허벅지 근육
(고관절 내회전근)

고관절은 굴곡과 신전, 외전과 내전, 외선과 내선의 6개의 움직임을 합니다. 고관절 바깥쪽에 위치하여 다리를 벌릴 때 중요한 역할을 하는 것이 '바깥 허벅지 근육'입니다. 한편 고관절을 닫을 때 내전의 역할을 하는 것은 '안쪽 허벅지 근육'으로 둘 다 서거나 걸을 때 빠질 수 없는 근육입니다.

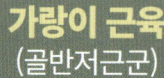

가랑이 근육
(골반저근군)

골반 밑에 있으며 자궁이나 방광을 지탱하는 역할을 하는 것이 '가랑이 근육'입니다. 치골, 미골, 두 개의 좌골에 걸쳐 해먹 상태로 존재하고 있습니다.

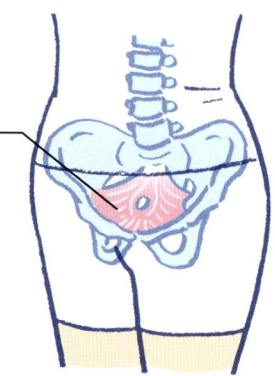

엉덩이 근육
(대둔근 & 고관절 외선근군)

볼륨 있는 아름다운 엉덩이를 유지하는 데 중요한 둔부의 근육. 겉에 위치하는 것이 대둔근, 속에 있는 것이 고관절 외선근군으로 이들을 총칭하여 '엉덩이 근육'이라고 부릅니다.

허벅지 뒷근육
(햄스트링)

햄스트링은 대퇴이두근, 반건양근, 반막양근의 총칭. '허벅지 뒤'에 위치하여 걷거나 달릴 때 다리의 움직임에 관여합니다.

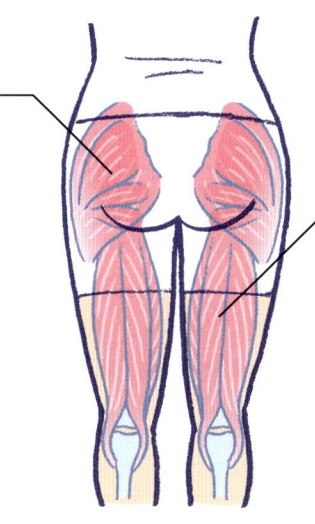

승모근은 상부·중부·하부로 나뉘어 있습니다. 장시간 책상 업무 등으로 어깨에 힘이 들어가 올라가 버리는 것이 '어깨 오름 근육'. 이곳이 뭉치면 어깨 결림의 원인이 됩니다.
견갑골을 몸속으로 쑥 거두어들이듯 안정시키는 일을 하는 것이 척추의 중간·견갑골 하부 근처에 있는 '등 날개 근육'. 말 그대로 마치 날개와 같이 등에 퍼져 있는 근육입니다.

어깨 오름 근육
(승모근 상부)

등 날개 근육
(승모근 중·하부)

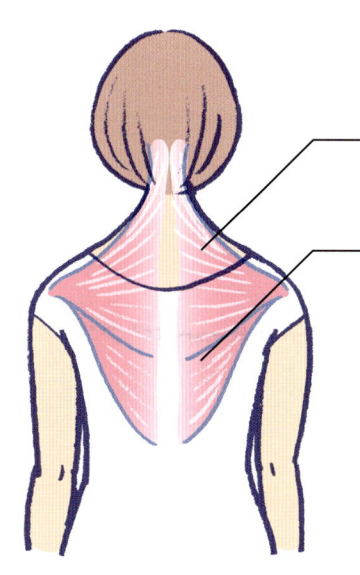

겨드랑이 아래 근육
(전거근)

팔을 앞으로 뻗거나 숨을 들이마실 때 사용되는 근육으로 이름 그대로 톱과 같은 모양을 하고 있으며 '겨드랑이 아래'에 위치하고 있습니다. 이곳의 튀어 나온 살을 조이면 탄탄한 몸에 가까워집니다.

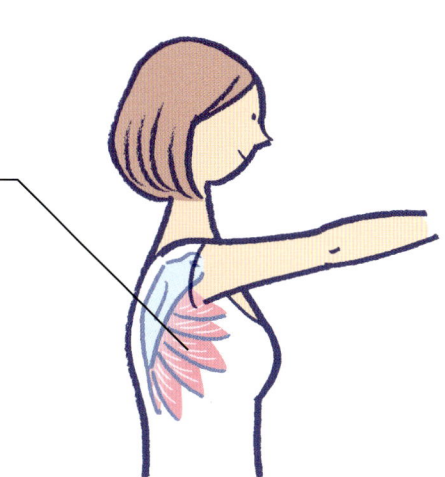

당신의 고민은 무엇입니까?

자신의 몸에 대한 7명의 고민을 살펴봅시다!

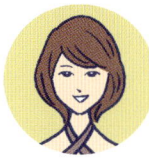

사토코 선생님

저는 미골 필라테스 스튜디오를 운영하면서 정말 다양한 여성의 몸을 계속 지켜봐 왔습니다. 열심히 일하며 하루를 보내는 커리어우먼, 가사와 육아로 바쁜 엄마들, 이제야 겨우 운동과 건강을 챙길 시간이 생긴 중장년의 여성들까지 저마다 나이와 삶의 모습이 다르지만, 저를 찾아오는 여성들은 모두 자신의 몸과 관련하여 여러 고민을 안고 있습니다. 해를 거듭할수록 변화하는 여성의 몸. 여성의 고민은 끊이지 않습니다. 그들과의 상담을 잠시 살펴볼까요?

각자가 안고 있는 여성 특유의 고민은?

사토코 선생님 :
자신의 몸에서 가장 신경 쓰이는 부분은 어디인가요?

처진 뱃살 :
저는 역시 볼록 튀어나온 뱃살이요. 다른 곳은 말랐는데 배만은 들어가지 않아요.

납작한 엉덩이 :
배부터 허리 주위는 저도 신경 쓰여요. 최근에 거울에 비친 저의 앉은 자세를 보고 깜짝 놀랐어요! 젤리처럼 엉덩이가 푹 퍼져 있더라고요….

살찐 겨드랑이 :
뒷모습은 무방비라서 아! 하고 놀랄 때가 있어요. 주변 사람들에게 이렇게 보이고 있는 건가… 하고요. 저는 티셔츠 겉으로도 티가 나는 브래지어에 눌린 살들이 튀어나오는 게 싫어요! 그래서 헐렁한 속옷만 입다 보니 왠지 가슴도 처진 것 같아요.

뚱뚱한 허벅지 :
저도 뱃살이 고민이에요. 작년에 산 청바지가 이젠 안 들어가요. 나이를 먹으면서 하반신 살집이 신경 쓰여요.

사토코 선생님 :
하반신이 신경 쓰이는 사람이 많네요. 몸의 늘어짐은 실제 나이보다도 늙어 보이게 만드는 원인입니다. 여러분 화장도 예쁘게 하시고 잘 꾸미셨는데 안타까워요! 또 다른 고민은 없나요?

늘어진 허벅지 :
저는 부끄럽지만 요실금이 요즘 고민이에요. 출산 후 일시적으로 느슨해진 느낌은 있었지만 마흔 전후가 되면서 다시 신경 쓰이기 시작했어요. 재채기하는 것만으로도 찔끔 나와요. 요실금 패드 광고에 공감하는 날이 오다니!

TYPE 1
처진 뱃살 타입
젖혀진 허리에 뱃살이 처진 타입

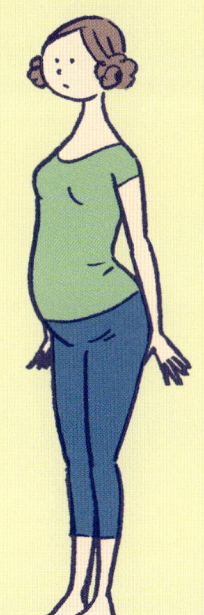

TYPE 2
뚱뚱한 허벅지 타입
앞 허벅지가 뚱뚱한 타입

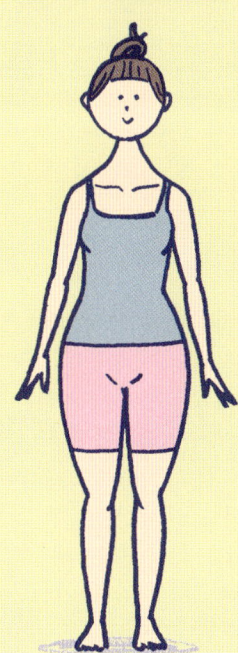

TYPE 3
납작한 엉덩이 타입
엉덩이가 처지고 납작한 타입

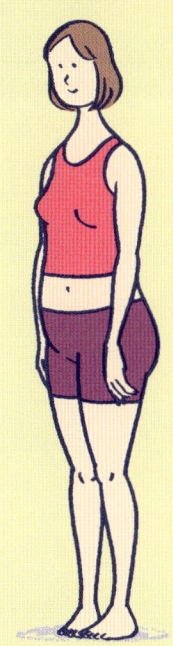

TYPE 4
늘어진 허벅지 타입
안쪽 허벅지 살이 느슨해진 타입

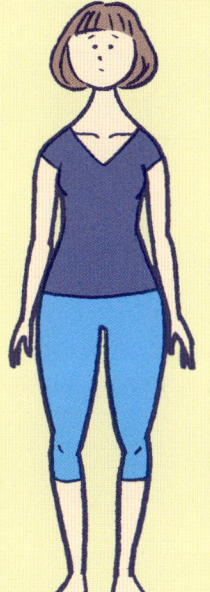

TYPE 5
뻣뻣한 새우등 타입
새우등에 뻣뻣한 타입

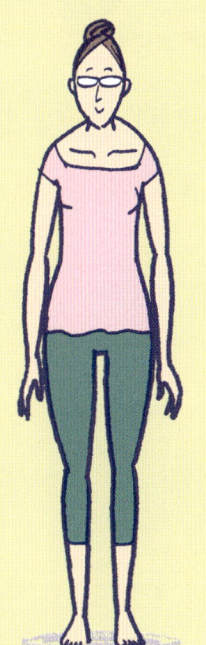

TYPE 6
뻐근한 어깨 타입
어깨가 결리고 뻐근한 타입

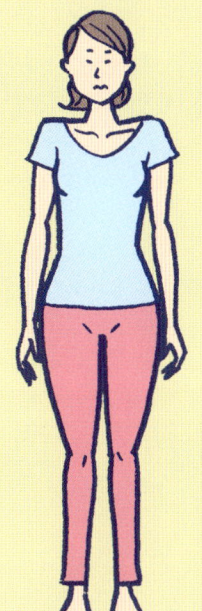

TYPE 7
살찐 겨드랑이 타입
겨드랑이 아래 살이 튀어나온 타입

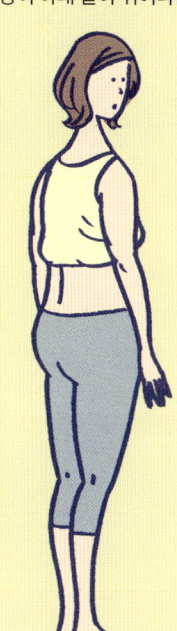

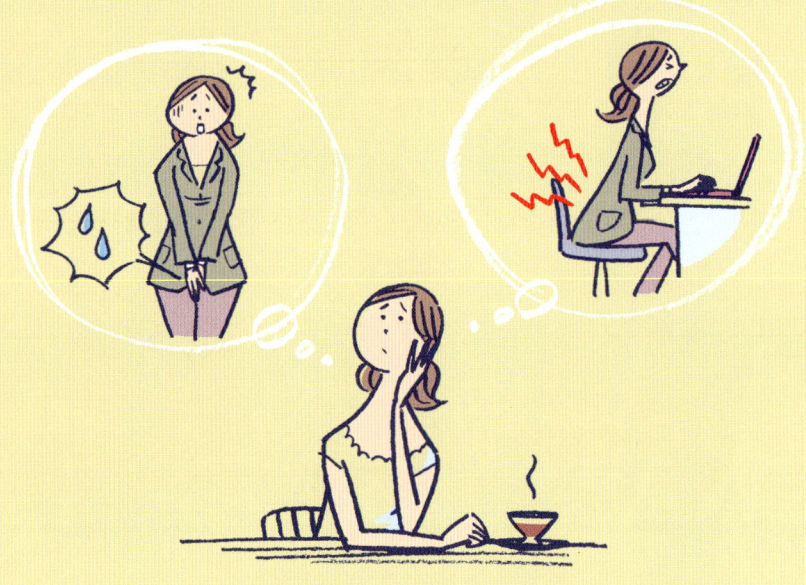

'몸을 위해 뭔가 시작하지 않으면 안 돼!'
라는 생각만으로 잘못된 운동을 하는 분도 많을 거예요.
고민에 걸맞은 바른 움직임으로 몸을 사용합시다.

뻐근한 어깨 :
그동안 몸이 내게 말하는 것을 난 하나도 듣지 않았구나 하는 생각이 들어요. 저는 젊었을 때부터 어깨 결림이 심했거든요. 지금은 만성화되었어요.

처진 뱃살 :
저는 아기가 있기 때문에 대부분의 시간을 아기를 안고 보내다 보니 뭘 해도 어쨌든 허리가 아파요. 시간을 내서 지압이나 마사지를 하러 다니고 있지만 그다지 효과는 느낄 수 없네요.

뻣뻣한 새우등 :
저는 두통이 있습니다. 앉아서 일보는 시간이 많고 운동 부족이에요.

사토코 선생님 :
요통이나 요실금, 다른 사람에게 말할 수 없지만 느끼고 있는 통증을 가진 여성이 많은 것 같네요. 여러분은 자신의 몸을 위해 어떤 것들을 하고 있나요?

퉁퉁한 허벅지 :
저는 매일 아침 역 세 개 정도의 거리를 걷고 있어요. 습관이 되어 전혀 힘들지는 않은데, 단지 허벅지가 팽팽하게 땅기는 느낌이에요.

처진 뱃살 :
저는 독신일 때 자주 골프를 쳤어요. 요전에 오랜만에 치러 갔는데 허리를 다쳤어요….

늘어진 허벅지 :
저는 한 달에 몇 번 테니스를 치고 있습니다. 꽤 하드해서 끝난 다음에는 녹초가 돼요.

사토코 선생님 :
그렇군요. 잘 알겠습니다! 여러분의 고민들은 모두 뼈의 포지션이나 근육과 관계되어 있어요. 마사지나 지압, 다이어트 등 외적인 케어에만 의지하지 않고 일상생활 속에서 미골과 미근을 이미지하는 트레이닝만으로 놀랄 정도로 개선될 거예요.

여러분은 자신의 고민을 잘 알고 있나요?

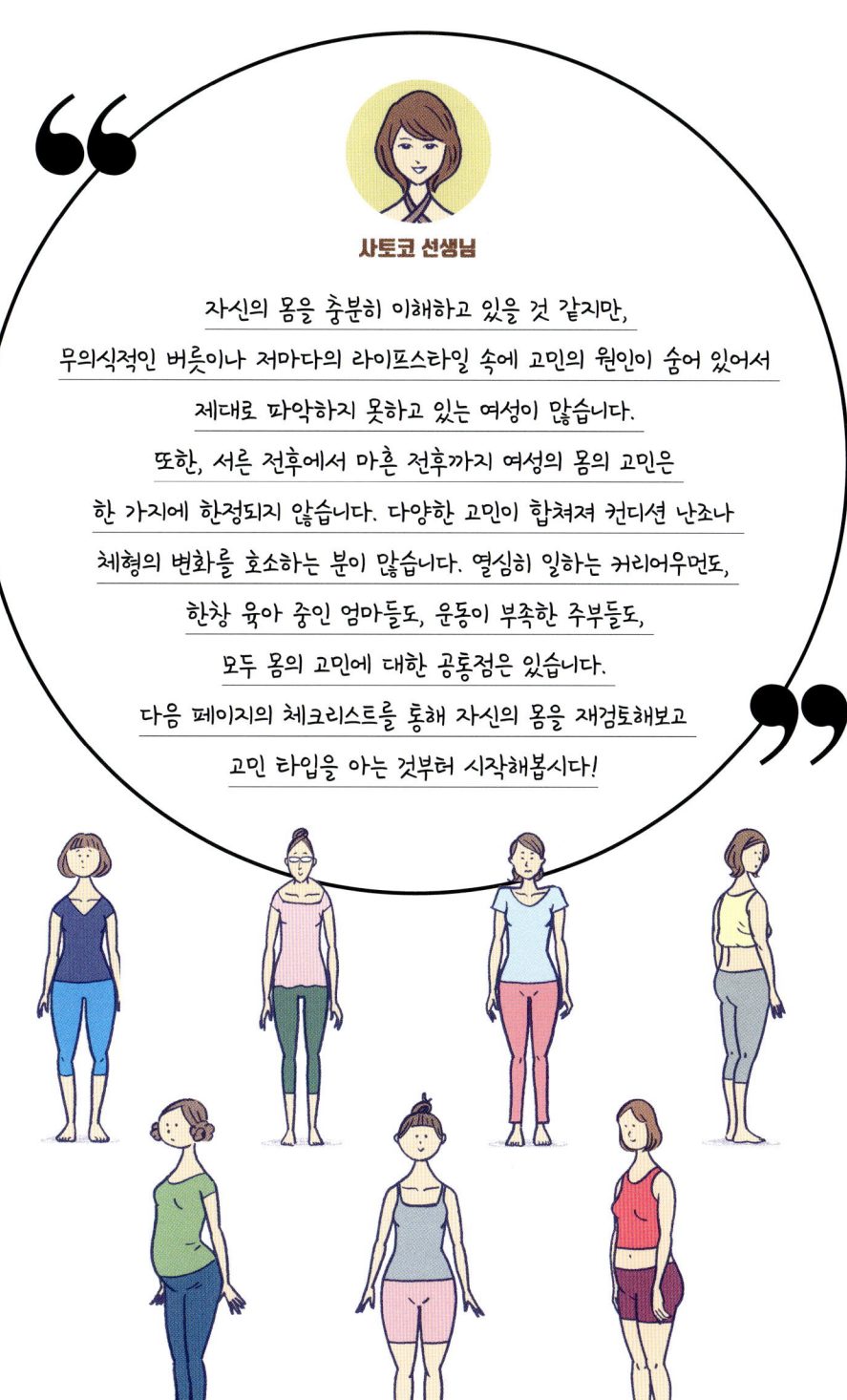

사토코 선생님

"
자신의 몸을 충분히 이해하고 있을 것 같지만,
무의식적인 버릇이나 저마다의 라이프스타일 속에 고민의 원인이 숨어 있어서
제대로 파악하지 못하고 있는 여성이 많습니다.
또한, 서른 전후에서 마흔 전후까지 여성의 몸의 고민은
한 가지에 한정되지 않습니다. 다양한 고민이 합쳐져 컨디션 난조나
체형의 변화를 호소하는 분이 많습니다. 열심히 일하는 커리어우먼도,
한창 육아 중인 엄마들도, 운동이 부족한 주부들도,
모두 몸의 고민에 대한 공통점은 있습니다.
다음 페이지의 체크리스트를 통해 자신의 몸을 재검토해보고
고민 타입을 아는 것부터 시작해봅시다!
"

당신은 어떤 타입인가요?

대략적인 자신의 체형이나 컨디션 난조는 이해하고 있어도,
자신이 어떤 타입인지 정확히 모르는 분이 많습니다.
✓**체크리스트**를 통해 체형이나 평소 버릇, 라이프스타일을 체크해보고
움직임을 통해 알 수 있는 **이걸로 체크!**로 자신의 타입을 확인해 봅시다.

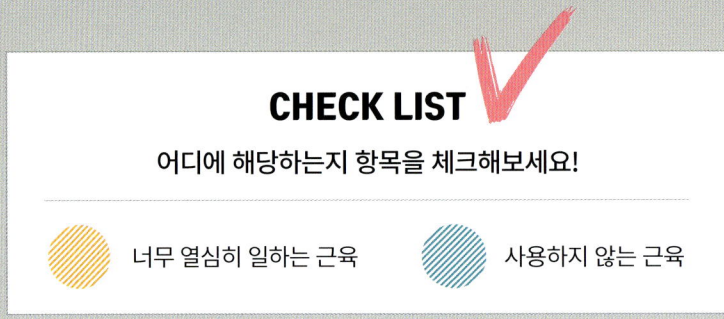

CHECK LIST ✓
어디에 해당하는지 항목을 체크해보세요!

○ 너무 열심히 일하는 근육　　○ 사용하지 않는 근육

TYPE 1
처진 뱃살 타입

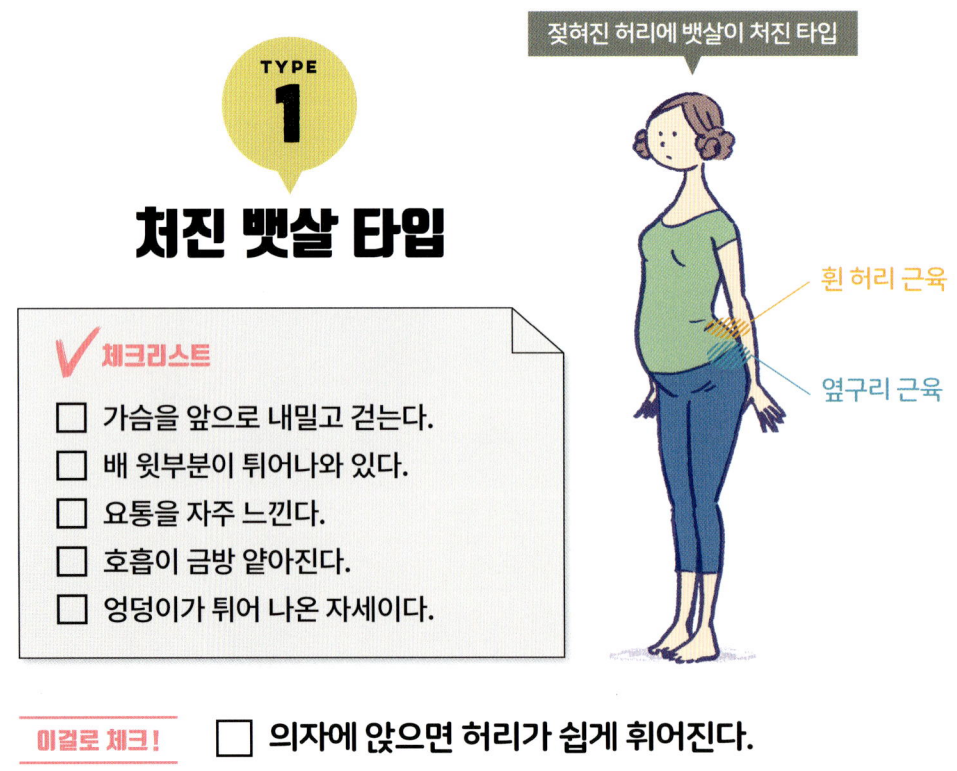

젖혀진 허리에 뱃살이 처진 타입

- 휜 허리 근육
- 옆구리 근육

✓ **체크리스트**
- ☐ 가슴을 앞으로 내밀고 걷는다.
- ☐ 배 윗부분이 튀어나와 있다.
- ☐ 요통을 자주 느낀다.
- ☐ 호흡이 금방 얕아진다.
- ☐ 엉덩이가 튀어 나온 자세이다.

이걸로 체크! ☐ 의자에 앉으면 허리가 쉽게 휘어진다.

TYPE 2
뚱뚱한 허벅지 타입

✓ **체크리스트**
- ☐ 다리를 끌면서 걷는다.
- ☐ 발이 잘 걸려 넘어진다.
- ☐ 서는 일, 걷는 일이 많다.
- ☐ 앉으면 무릎이 벌어지기 쉽다.
- ☐ 앉아도 다리가 맞붙지 않는다.

이걸로 체크! ☐ 의자에 앉아 한쪽 다리를 올리면 무겁게 느껴진다.

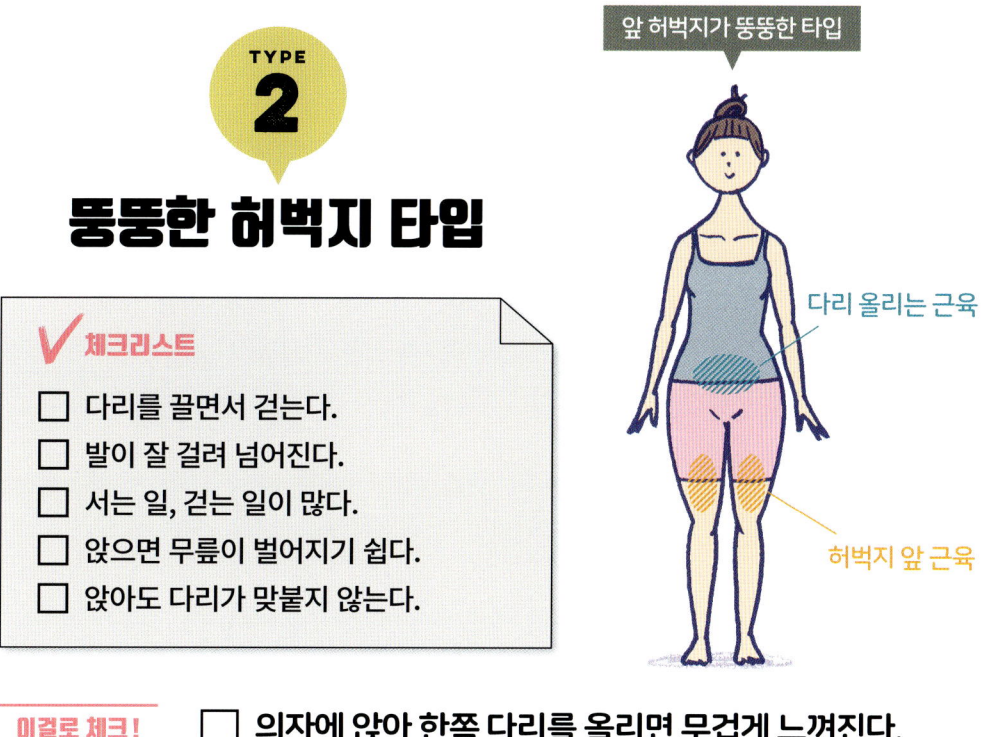

앞 허벅지가 뚱뚱한 타입
- 다리 올리는 근육
- 허벅지 앞 근육

TYPE 3
납작한 엉덩이 타입

✓ **체크리스트**
- ☐ 안짱다리처럼 걷는다.
- ☐ 허벅지 뒤가 매우 단단하다.
- ☐ 정신 차리고 보면 안짱다리가 되어 있다.
- ☐ 걸으면 언제나 무릎이 구부러진다.
- ☐ 다리를 꼬는 버릇이 있다.

이걸로 체크! ☐ 의자에 앉으면 허리가 둥글어지기 쉽다.

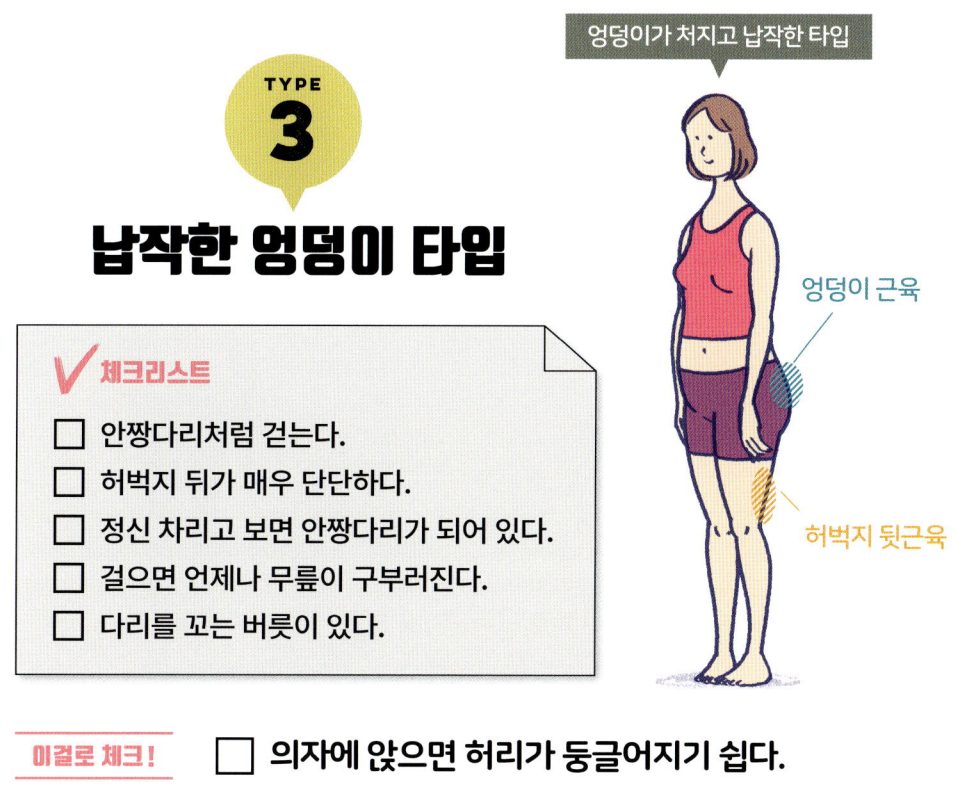

엉덩이가 처지고 납작한 타입
- 엉덩이 근육
- 허벅지 뒷근육

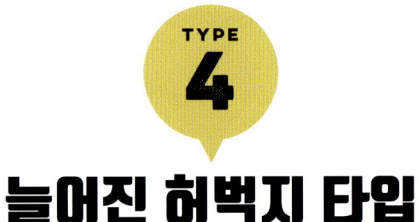

늘어진 허벅지 타입

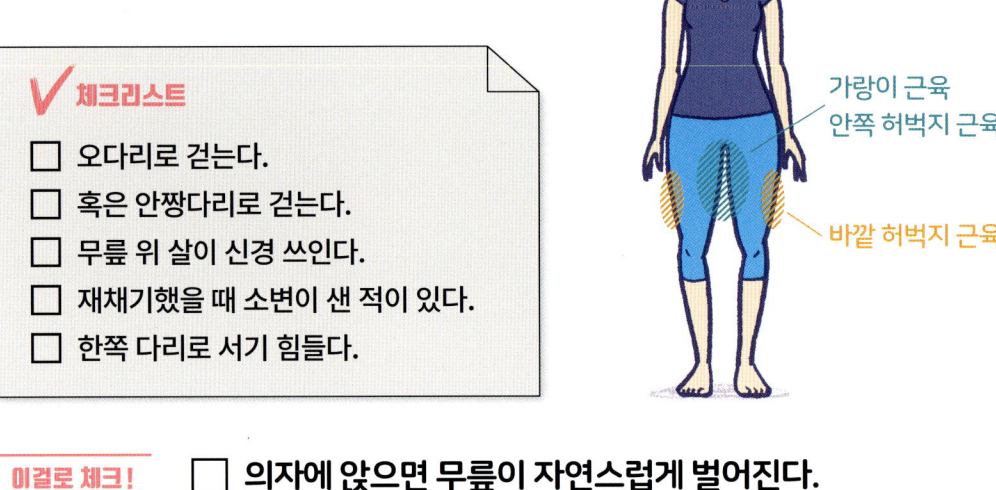

✔ 체크리스트
- [ ] 오다리로 걷는다.
- [ ] 혹은 안짱다리로 걷는다.
- [ ] 무릎 위 살이 신경 쓰인다.
- [ ] 재채기했을 때 소변이 샌 적이 있다.
- [ ] 한쪽 다리로 서기 힘들다.

이걸로 체크! ☐ 의자에 앉으면 무릎이 자연스럽게 벌어진다.

뻣뻣한 새우등 타입

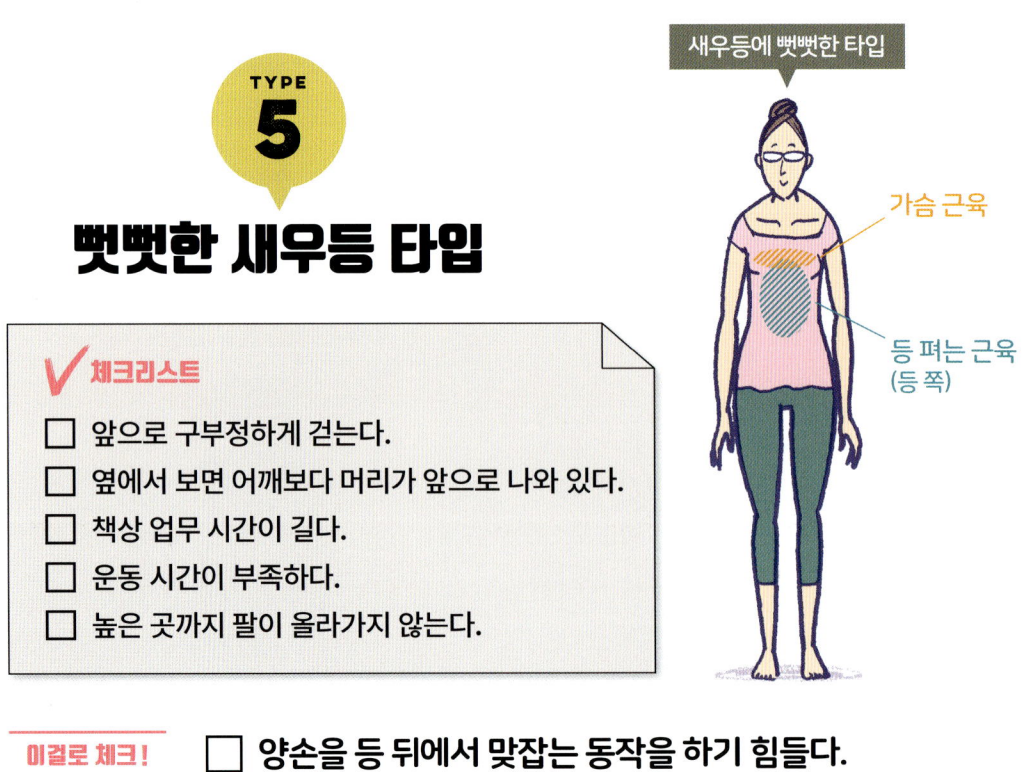

✔ 체크리스트
- [ ] 앞으로 구부정하게 걷는다.
- [ ] 옆에서 보면 어깨보다 머리가 앞으로 나와 있다.
- [ ] 책상 업무 시간이 길다.
- [ ] 운동 시간이 부족하다.
- [ ] 높은 곳까지 팔이 올라가지 않는다.

이걸로 체크! ☐ 양손을 등 뒤에서 맞잡는 동작을 하기 힘들다.

TYPE 6
뻐근한 어깨 타입

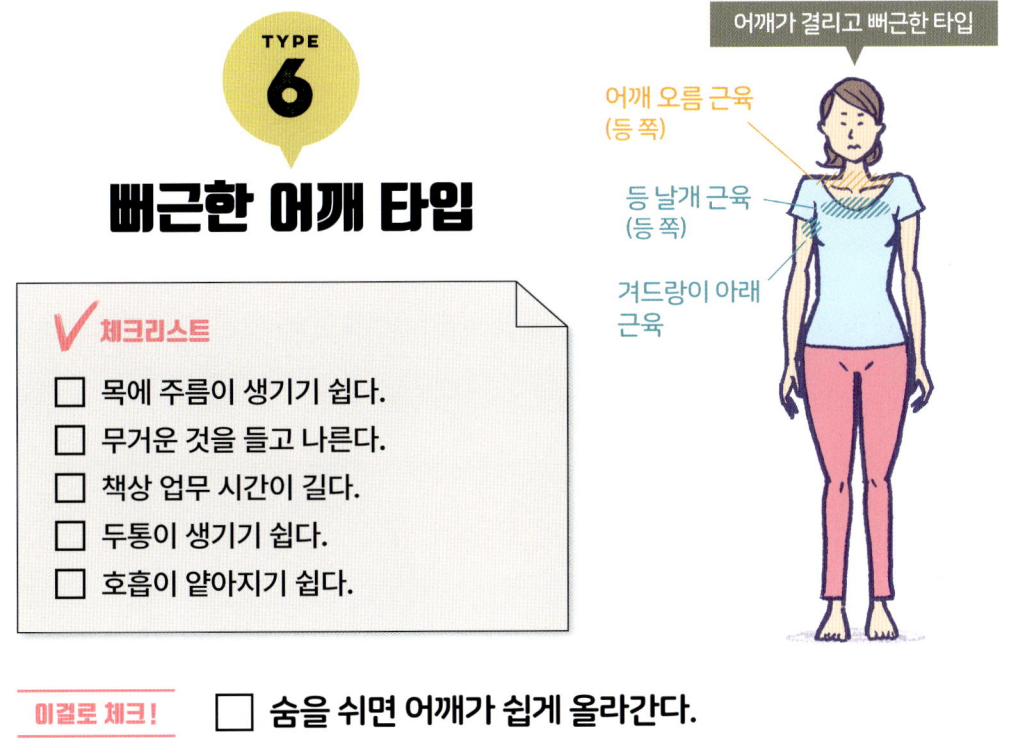

✔ 체크리스트
- ☐ 목에 주름이 생기기 쉽다.
- ☐ 무거운 것을 들고 나른다.
- ☐ 책상 업무 시간이 길다.
- ☐ 두통이 생기기 쉽다.
- ☐ 호흡이 얕아지기 쉽다.

이걸로 체크! ☐ 숨을 쉬면 어깨가 쉽게 올라간다.

TYPE 7
살찐 겨드랑이 타입

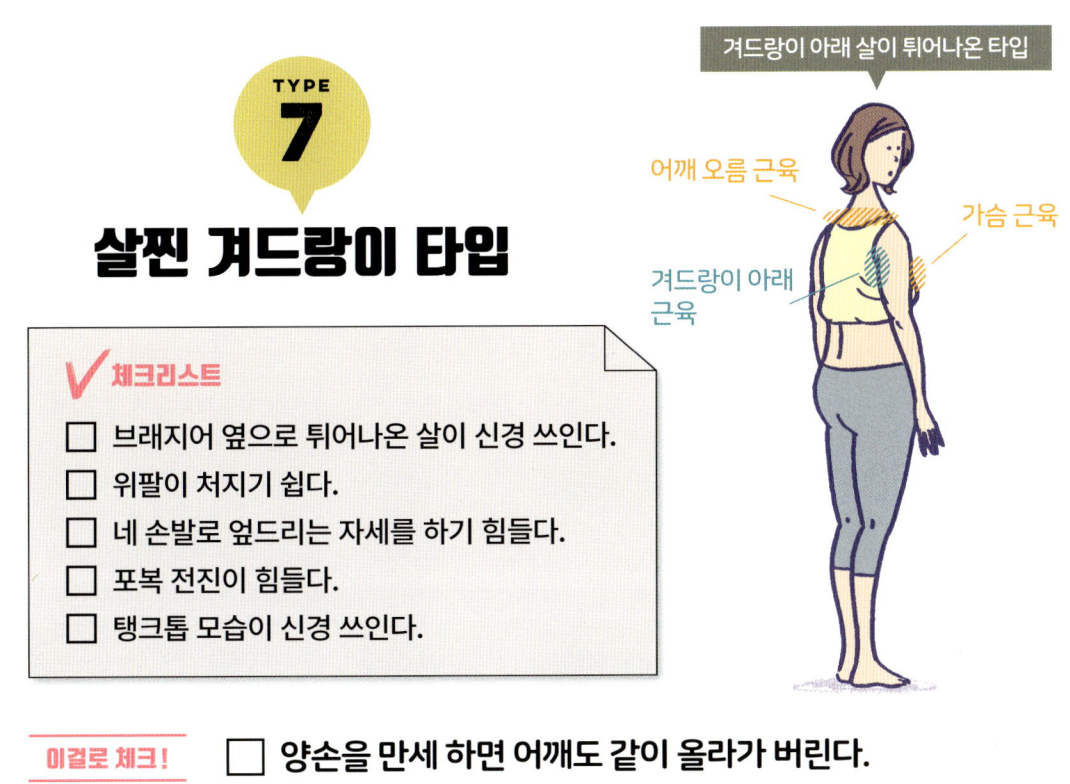

✔ 체크리스트
- ☐ 브래지어 옆으로 튀어나온 살이 신경 쓰인다.
- ☐ 위팔이 처지기 쉽다.
- ☐ 네 손발로 엎드리는 자세를 하기 힘들다.
- ☐ 포복 전진이 힘들다.
- ☐ 탱크톱 모습이 신경 쓰인다.

이걸로 체크! ☐ 양손을 만세 하면 어깨도 같이 올라가 버린다.

너무 열심히 일하는 근육과 사용하지 않는 근육을 체크하자!

몸에는 스트레스를 느끼는 '너무 열심히 일하는 근육'과
느슨하고 늘어져 있는 '사용하지 않는 근육'이 있습니다. 전신의 밸런스를 무너뜨리고 있는 부위가
각각 어디에 있는지를 알면 밸런스 좋은 정돈된 자세나 동작을 머릿속에 그리기 쉬워집니다.

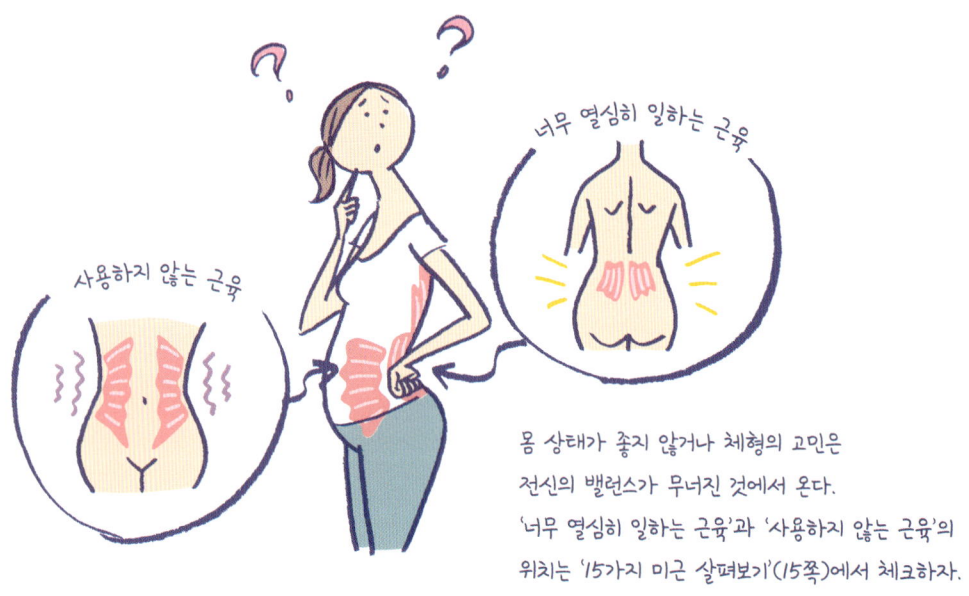

몸 상태가 좋지 않거나 체형의 고민은 전신의 밸런스가 무너진 것에서 온다. '너무 열심히 일하는 근육'과 '사용하지 않는 근육'의 위치는 '15가지 미근 살펴보기'(15쪽)에서 체크하자.

 ### TYPE 1 젖혀진 허리에 뱃살이 처진 타입

허리의 공간을 의식하세요.

볼록 나온 배와 좀처럼 낫지 않는 요통은 모두 자세가 원인입니다. 너무 열심히 일하는 근육은 요추의 '휜 허리 근육'이고, 느슨해져 있는 것은 '옆구리 근육'입니다. 허리가 휘면 골반이 앞쪽으로 기울어 자연스럽게 배가 튀어 나온 체형이 됩니다. 일상의 자세가 나쁘기 때문에 언제까지고 복근이 생기지 않고 무엇을 해도 허리가 아픈 상태가 됩니다.

 ### TYPE 2 앞 허벅지가 퉁퉁한 타입

잘못된 걸음걸이에 주의하세요.

이런 고민을 가진 여성들은 누워서 다리를 들어보면 놀랄 정도로 무거워요! 그녀들의 냉한 체질은 고관절의 막힘이 원인입니다. 걷는 운동을 자주 한다고 하지만, 다리를 질질 끄는 잘못된 걸음걸이를 하는지도 몰라요. 그 때문에 '허벅지 앞 근육'만이 발달해버리고 '다리 올리는 근육'은 느슨해져 있습니다.

 ### TYPE 3 엉덩이가 처지고 납작한 타입

자신의 뒷모습을 자주 살펴보세요.

자신의 뒷모습을 볼 기회가 적어서 눈치채기 힘들다는 사람도 많을 거예요. 다리를 꼬는 버릇이 있거나 뒤에 기대듯 앉는 사람은 더욱 주의가 필요합니다. 생각한 것보다 엉덩이가 퍼져 있을지도 몰라요. 처진 엉덩이를 개선하기 위해서는 고관절의 뒤쪽 공간을 의식하세요. '허벅지 뒷 근육'이 스트레스를 느끼고 '엉덩이 근육'들은 전혀 긴장감이 없이 쉬고 있는 상태입니다.

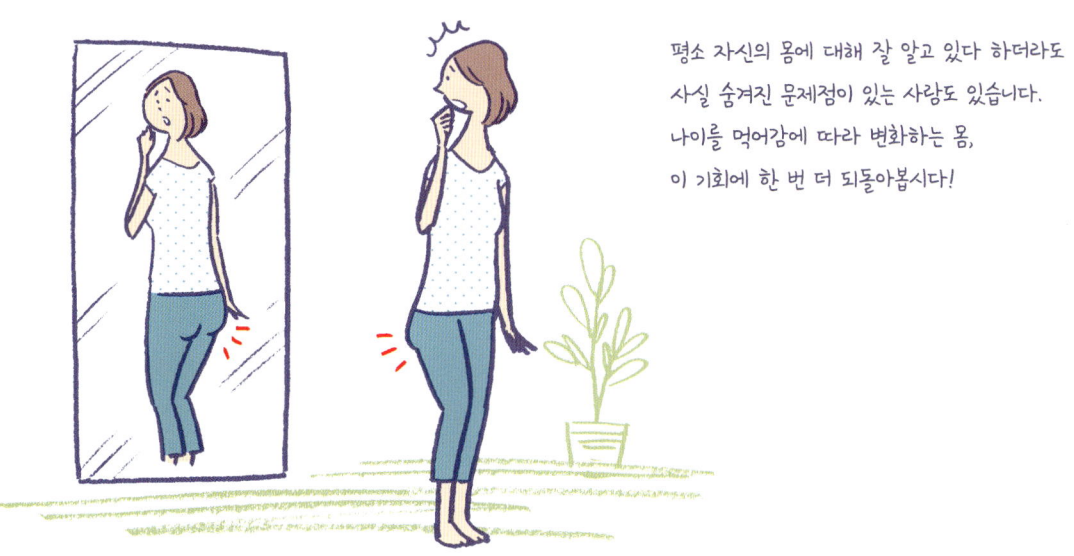

평소 자신의 몸에 대해 잘 알고 있다 하더라도
사실 숨겨진 문제점이 있는 사람도 있습니다.
나이를 먹어감에 따라 변화하는 몸,
이 기회에 한 번 더 되돌아봅시다!

TYPE 4 안쪽 허벅지 살이 느슨해진 타입

공 하나로 바로 나을 수 있습니다.

요실금이 신경 쓰이는 중년 여성에게 많이 들리는 고민입니다. 이 고민은 의외로 금방 해결할 수 있어요. 이 타입의 사람은 '바깥 허벅지 근육'이 너무 열심히 일해요. 반대로 '안쪽 허벅지 근육'이나 '가랑이 근육'이 쉬고 있는 상태입니다. 페트병이나 공을 끼우고 앉는 것만으로 이 느슨해진 근육이 이어져 조여집니다.

TYPE 5 새우등에 뻣뻣한 타입

정신적인 스트레스를 줄이고 등 펴는 근육 운동이 필요합니다.

만성 두통에 시달리는 것은 나쁜 자세가 원인으로 '가슴 근육'이 스트레스를 느껴 전신의 림프 흐름이 나빠져 악순환되는 것입니다. 인간관계에서 고민하거나 일에서의 압박을 느끼고 있는 등 정신적인 요인이 얽혀 있는 사람도 있습니다. '등 펴는 근육'을 사용해 아름다운 근육으로 바꿉시다!

TYPE 6 어깨가 결리고 뻐근한 타입

만성화되기 전에 바로잡아야 합니다.

어깨 결림이 만성화되면 목, 머리, 팔까지 통증이 퍼지기 때문에 주의가 필요합니다. 어깨와 목의 공간을 의식하여 너무 열심히 일하는 '어깨 오름 근육'을 보호해 주세요. 사용하지 않는 '등 날개 근육'과 '겨드랑이 아래 근육'을 사용하여 견갑골의 포지션을 고쳐 갑시다.

TYPE 7 겨드랑이 아래 살이 튀어나온 타입

견갑골의 포지션이 중요합니다.

일상생활에서 그다지 사용하지 않는 근육은 근섬유가 위축됩니다. 근섬유는 끊임없이 자극을 받아야 근력이 유지되므로 나이와 상관없이 포기하지 말고 키우는 노력을 해야 합니다. 등의 살집이나 위팔의 처짐, 처진 가슴이 신경 쓰이는 이 타입은 '가슴 근육'과 '어깨 오름 근육'이 너무 열심히 일하는 경우가 많습니다. '겨드랑이 아래 근육'을 의식하여 견갑골의 밸런스를 정돈해 갑시다.

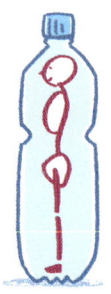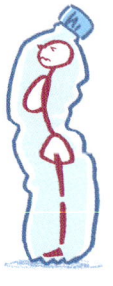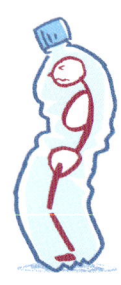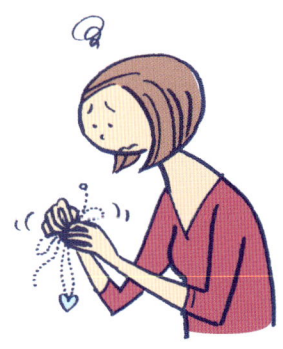

균형이 무너진 몸은
찌그러진 페트병에 비유할 수 있습니다.
머리부터 발끝까지 균형이 무너지면,
찌그러진 페트병처럼 앞뒤로 비뚤어집니다.

엉킨 목걸이를 목에 걸기 위해선
엉킨 상태를 푸는 것이 우선이겠죠?
이와 마찬가지로, 단단히 뭉친 근육도
'풀고', '펴는' 것이 선행되어야 합니다.

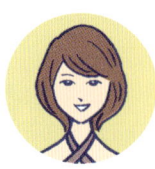

사토코 선생님

컨디션 난조나 체형의 고민이 있는 상태는 목걸이가 얽혀 있는 것과 비슷합니다. 어딘가는 단단하게 뭉여서 긴장하고 어딘가는 느슨해져 있기 때문에 얽혀버린 거예요. 우선은 '너무 열심히 일하는 근육'을 풀어주고(메인터넌스) 펴는(스트레칭) 것이 중요합니다. 충분히 폈다면 다음은 '사용하지 않는 근육'을 이어서(엑서사이즈) 조여(스타일 업) 갑니다. 이 일련의 움직임으로 근육은 본래 있어야 할 곳으로 돌아가 제힘을 온전히 발휘할 수 있게 됩니다.

매일 정해진 시간에 트레이닝하는 것은 솔직히 힘들죠. 자신의 시간이나 컨디션, 라이프스타일에 맞춰 실생활에서 계속할 수 있는 것이 미골 필라테스입니다.

미골을 목표로 하는 여성을 위한 고민 해결 프로그램

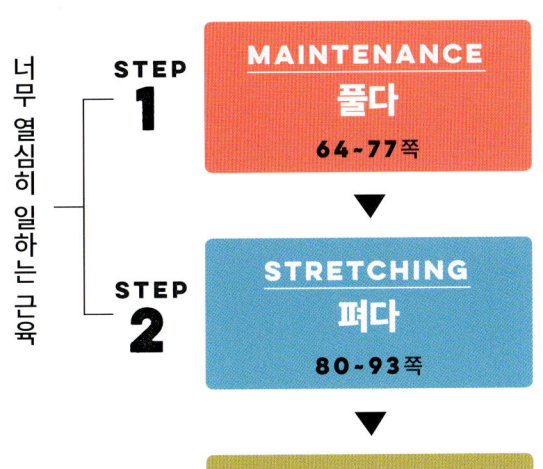

STEP 0 — FOUNDATION 8개의 기초 포지션 32~53쪽
우선은 이상적인 자세란 무엇인가를 이해하는 것이 가장 지름길. 메인 프로그램인 4개의 스텝을 시작하기 전에 몸의 기초 포지션을 알아두는 것이 좋아요.

진행 방법 & 프로그램 일람 56~61쪽

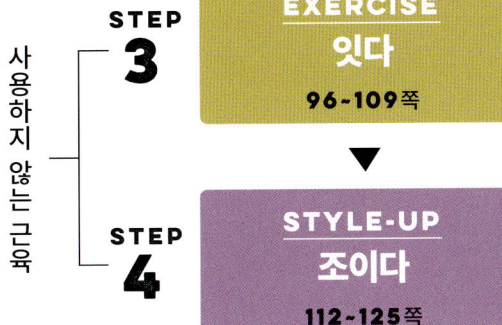

너무 열심히 일하는 근육

STEP 1 — MAINTENANCE 풀다 64~77쪽
이미 열심히 일하고 있는데 더 혹사시킨다면 큰일입니다. 우선 처음에 몸의 긴장을 풀고 보다 느슨한 상태로 만들어 갑시다.

STEP 2 — STRETCHING 펴다 80~93쪽
느슨하게 하여 푼 곳을 이번에는 천천히 펴 갑니다. 뼈와 뼈의 공간을 의식하면서 넓히면 전신은 서서히 릴랙스되어 갑니다.

사용하지 않는 근육

STEP 3 — EXERCISE 잇다 96~109쪽
펴는 것으로 몸의 공간을 느낀 다음은 바른 위치로 이어 가는 것. 사용하지 않는 근육을 의식함으로써 밸런스가 정돈되어 갑니다.

STEP 4 — STYLE-UP 조이다 112~125쪽
최종 단계는 아름답게 조여 가는 것. 몸을 알고 바르게 움직임으로써 미골로의 길이 열립니다.

▶ 몸의 기초부터 배우고 싶은 사람은 **32**쪽으로
▶ 바로 고민을 해결하고 싶은 사람은 **56**쪽으로

기초 포지션 트레이닝

○ 미골을 만드는 8개의 기초 포지션
○ **FOUNDATION** | 기초 포지션 트레이닝
- 기초 포지션 트레이닝 **1.** 두개골
- 기초 포지션 트레이닝 **2.** 견갑골
- 기초 포지션 트레이닝 **3.** 늑골
- 기초 포지션 트레이닝 **4.** 흉추
- 기초 포지션 트레이닝 **5.** 골반
- 기초 포지션 트레이닝 **6.** 척추
- 기초 포지션 트레이닝 **7.** 고관절
- 기초 포지션 트레이닝 **8.** 발바닥

STEP 0

FOUNDATION
미골을 만드는 8개의 기초 포지션

컨디션이나 체형에 관련한 고민을 가지고 있는 사람의 대부분이 자신의 몸에 대해 잘 모릅니다.
내 몸의 구조를 이해하면 일상 속에서도 '뼈'나 '근육'을 머릿속에 구체적으로 그려보면서 움직일 수 있습니다.

S자 라인을 옆에서 보면…

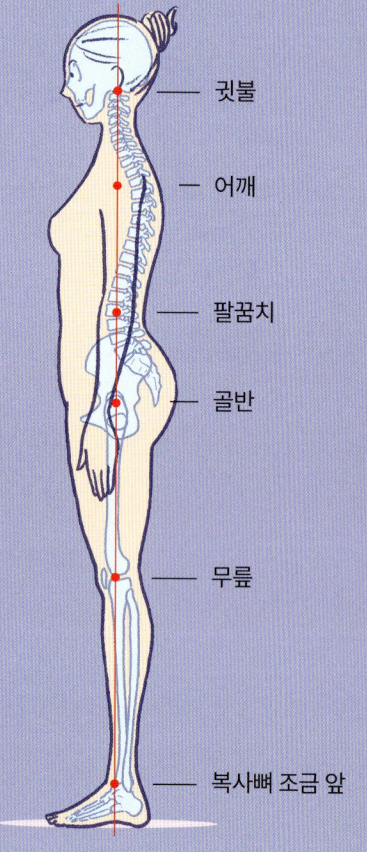

- 귓불
- 어깨
- 팔꿈치
- 골반
- 무릎
- 복사뼈 조금 앞

아름다운 자세는 척추의 S자 라인

인간의 몸은 옆에서 봤을 때 '귓불, 어깨, 팔꿈치, 골반(대전자), 무릎, 복사뼈'가 중앙 라인에 와 있는 것이 아름다운 자세입니다.
더욱이 척추는 S자 라인으로 되어 있는 것이 이상적인 몸입니다.

미골을 만드는 8개의 포지션이란?

이상적인 자세란 뼈의 위치나 공간이 바른 위치에 있음으로써
거기에 붙어 있는 근육의 밸런스가 잡혀 있는 상태를 말합니다.
골격의 어긋남이나 뼈와 뼈 사이 공간의 막힘 등이
그곳과 관련한 근육의 결림이나 헐거움을 만들고
그로 인해 컨디션 난조가 생기는 것입니다.
우선 미골을 만드는 8개의 기초 포지션을 알고
'어디가 움직이고 있는 것인지', '어떻게 움직이는지',
'무엇을 위해 움직이는지' 등을 살펴봅시다.

8개의 기초 포지션 살펴보기

옆에서 몸을 봤을 때 이 8개의 포지션이 똑바로 중앙 라인에 와 있는 것이 아름답고 바른 자세입니다.
미골의 기초가 되는 8개의 부위를 제대로 알아둡시다!

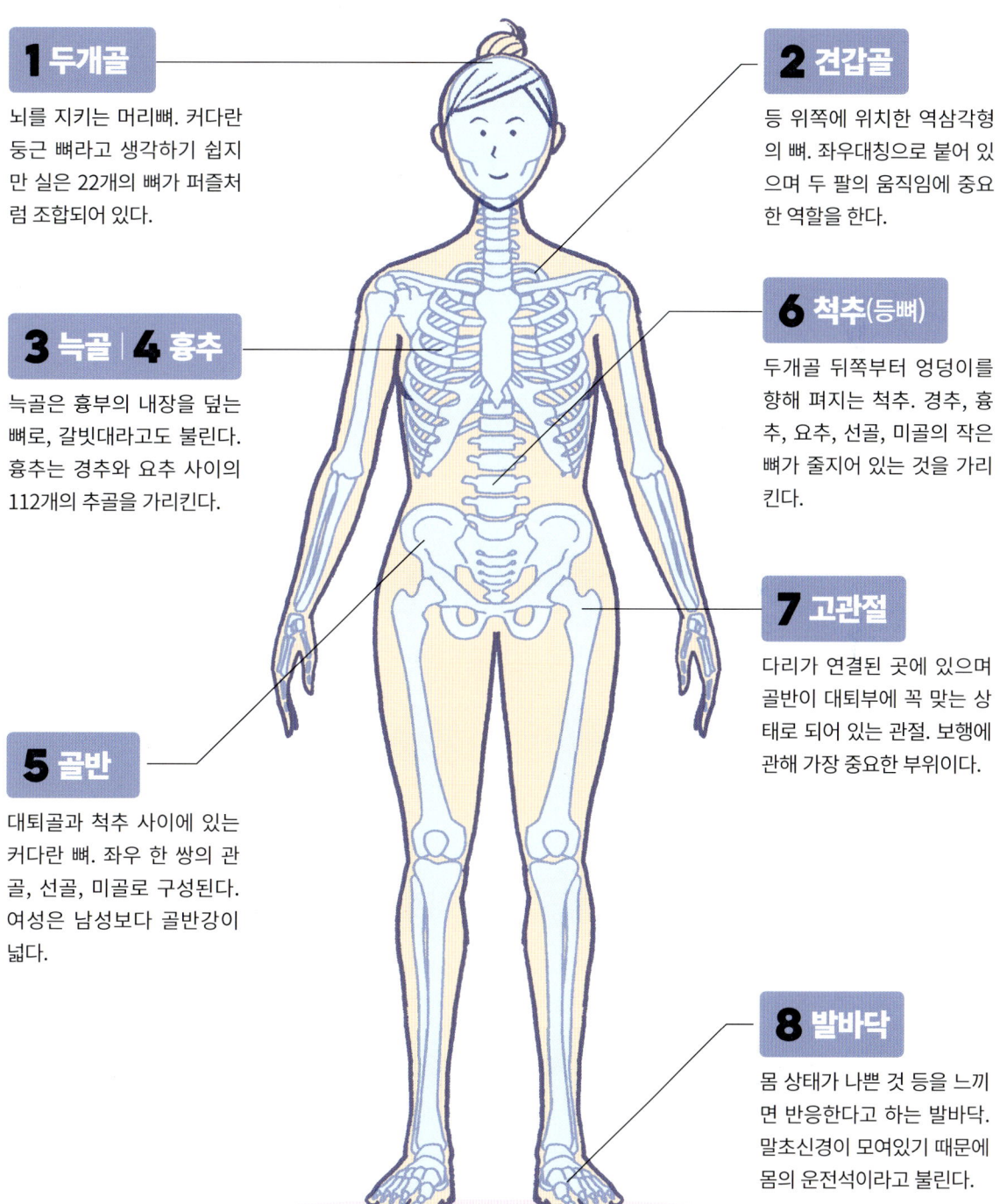

1 두개골
뇌를 지키는 머리뼈. 커다란 둥근 뼈라고 생각하기 쉽지만 실은 22개의 뼈가 퍼즐처럼 조합되어 있다.

2 견갑골
등 위쪽에 위치한 역삼각형의 뼈. 좌우대칭으로 붙어 있으며 두 팔의 움직임에 중요한 역할을 한다.

3 늑골 | 4 흉추
늑골은 흉부의 내장을 덮는 뼈로, 갈빗대라고도 불린다. 흉추는 경추와 요추 사이의 112개의 추골을 가리킨다.

6 척추(등뼈)
두개골 뒤쪽부터 엉덩이를 향해 펴지는 척추. 경추, 흉추, 요추, 선골, 미골의 작은 뼈가 줄지어 있는 것을 가리킨다.

5 골반
대퇴골과 척추 사이에 있는 커다란 뼈. 좌우 한 쌍의 관골, 선골, 미골로 구성된다. 여성은 남성보다 골반강이 넓다.

7 고관절
다리가 연결된 곳에 있으며 골반이 대퇴부에 꼭 맞는 상태로 되어 있는 관절. 보행에 관해 가장 중요한 부위이다.

8 발바닥
몸 상태가 나쁜 것 등을 느끼면 반응한다고 하는 발바닥. 말초신경이 모여있기 때문에 몸의 운전석이라고 불린다.

1 두개골

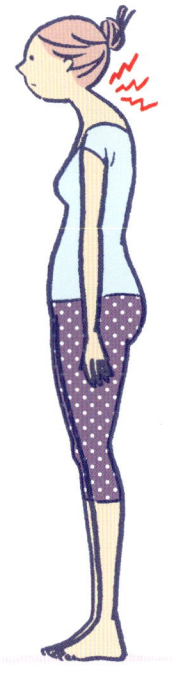

머리의 부담은 '목'에서 드러난다.

두개골은 양어깨 위에 밸런스 좋게 위치하는 것이 이상적입니다. 하지만 40세 전후의 여성분들의 자세를 분석해보니 대다수가 머리를 앞으로 내밀고 있거나 혹은 턱이 올라가 있는 상태였습니다.

머리의 무게는 체중의 약 10%나 되며, 그 부담은 전부 목에 걸려 있습니다. 머리와 목은 떼려야 뗄 수 없는 관계인 것이죠. 소중한 두개골을 받치고 있는 목, 특히 '경추'의 시작을 의식하는 것이 중요합니다.

 두개골의 포지션
〈머리와 목에 중요한 경추〉 **38**쪽

2 견갑골

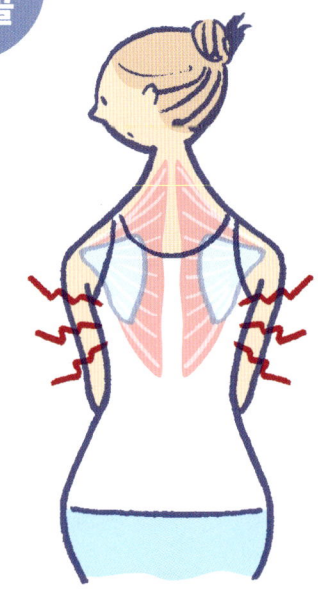

근육에 의해 지탱되고 있다.

우리 몸은 잘못된 자세에 쉽게 밸런스가 무너지는데, 잘못된 자세로 굳어진 상태에서 올바른 포지션을 지키려고 하니 자꾸 뒤틀리고 언밸런스한 상태가 되어 가는 것입니다. 견갑골이란 등에 있는 날개와 같이 평평한 뼈입니다. 쇄골과 팔 사이에 매달려 있으며 근육에 의해 지탱되고 있습니다. 견갑골은 다음의 6개의 움직임을 합니다.

- 어깨를 올리다. | 내리다.
- 잡아당기다. | 벌리다.
- 아래에서 위로 돌리다. | 위에서 아래로 돌리다.

 견갑골의 포지션
〈견갑골의 바른 위치〉 **40**쪽

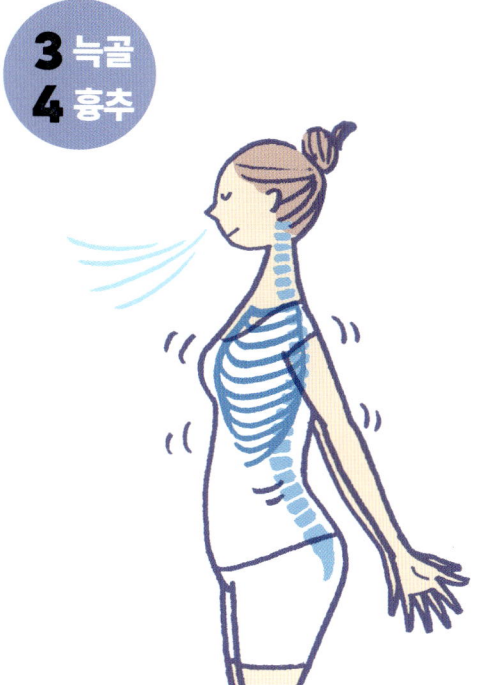

3 늑골
4 흉추

바른 호흡을 하고 있습니까?

이상적인 늑골은 숨을 들이마실 때 세 방향 (앞/뒤쪽, 바깥쪽, 위쪽)으로 확장합니다. 그러나 언밸런스한 자세나 스트레스 등으로 인해 바른 호흡법을 하지 않는 사람이 많은 것이 현실입니다.

늑골은 12대로 되어 있으며 커브를 그리고 있는 12개의 흉추와 관절을 형성하고 있습니다. 그 늑골과 흉추와 흉골로 구성된 것이 흉곽입니다. 늑골의 옆과 뒤를 펼치는 이미지로 호흡할 수 있다면 흉곽을 이상적인 포지션으로 돌릴 수 있습니다.

 늑골의 포지션
〈늑골 이미지 호흡〉 **42**쪽
흉추의 포지션
〈가슴 쓸어내리는 호흡〉 **44**쪽

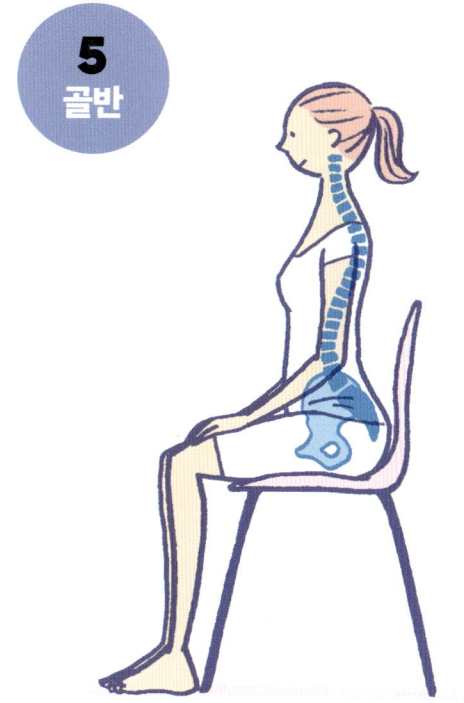

5 골반

앉을 때에는 항상 골반을 의식!

좌우의 관골이 뒤쪽에서 선골과 접하여 구성된 것이 골반입니다. 선골이 뒤로 기울면 골반은 뒤로 기울게 되고 요추의 전만이 없어져 허리가 평면에 가까운 상태가 됩니다. 이렇게 되면 엉덩이가 처지는 상태가 됩니다.

선골이 앞으로 기울면 골반은 앞으로 기울게 되고 요추의 전만이 더욱 늘어 허리를 휜 것 같은 자세로 배에 힘이 들어가지 않습니다.

선골을 곧게 세운 상태가 골반의 이상적인 포지션이며 요추는 자연스러운 커브가 됩니다. 이걸로 허리 주위를 안정시키는 준비가 완성됩니다.

 골반의 포지션
〈골반 위치 바로잡기〉 **46**쪽

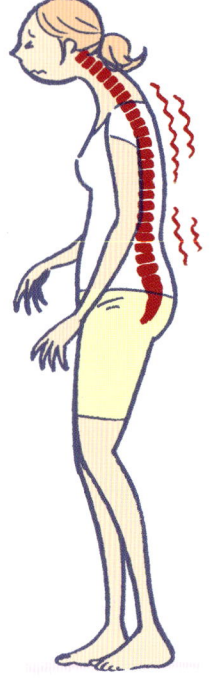

24개의 뼈가 이어진 몸의 핵심!

7개의 경추, 12개의 흉추, 5개의 요추로 총 24개의 뼈가 S자 커브로 연결된 척추(등뼈)는 본래 부드럽게 하나씩 움직여야 하지만, 40세 전후 여성의 대부분은 그 부드러움이 사라져 굳은 근육에 둘러싸인 듯한 상태입니다.

등이 뻣뻣한 것은 바깥쪽의 커다란 근육이 굳어 혈류가 정체되는 것으로 장시간 책상 업무나 다양한 스트레스에 의해 발생합니다. 척추를 유연하게 만들어 추골과 추골 사이에 산소가 골고루 퍼지면 혈류가 좋아집니다.

 척추의 포지션
〈척추 하나하나 스트레칭〉 **48**쪽

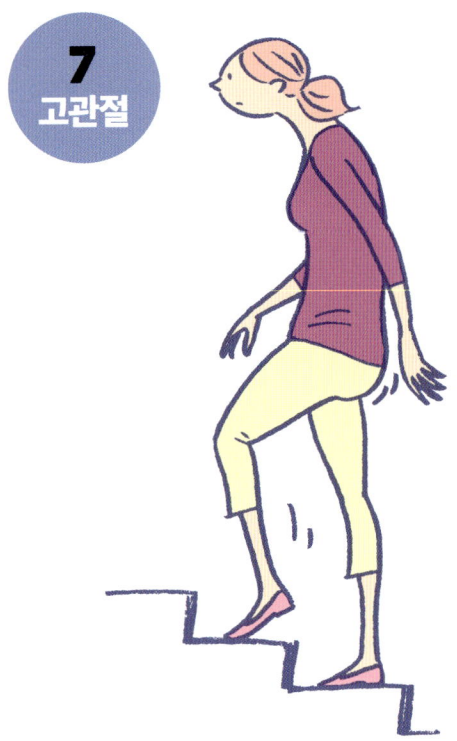

엉덩이 근육, 사용하고 있나요?

고관절의 움직임은 굴곡·신전·외전·내전·외선·내선의 6가지가 있습니다. 40세 전후 여성의 대부분은 집안일이나 책상 업무 등의 일상적인 움직임에서 굴곡시키는 일이 많고, 신전·외전·외선 같은 움직임을 하는 일이 비교적 적기 때문에 엉덩이가 처지거나 체중을 잘 지탱할 수 없게 되어 자세가 흐트러져 있는 사람이 많습니다.

고관절의 움직임을 넓혀감으로써 이상적인 위치로 고칠 수 있습니다.

 고관절의 포지션
〈고관절 공간 넓히기〉 **50**쪽

8 발바닥

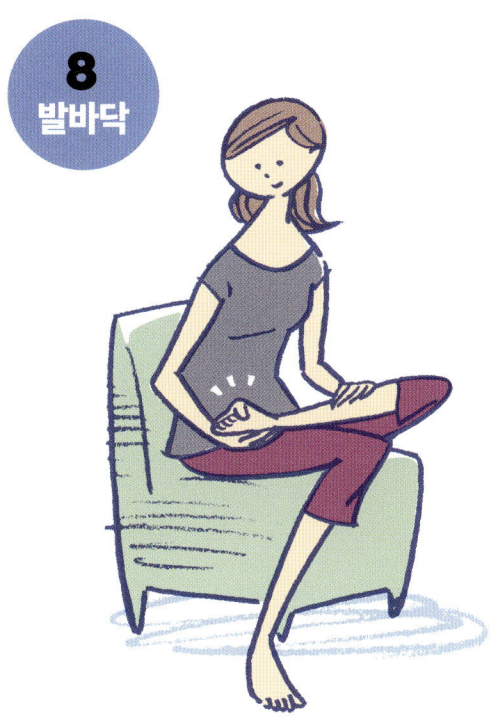

발바닥 아치가 무너져 있지 않나요?

발에는 26개의 뼈가 있으며 그것들에 의해 발바닥의 아치가 만들어집니다. 발바닥에는 2개의 종아치와 1개의 횡아치가 있으며, 몸의 균형을 잡거나 충격을 완화시키는 쿠션이나 스프링의 역할을 합니다.

자세의 흐트러짐 등에서 이 아치가 무너져버리면 피곤해지기 쉽고 부종이나 냉증 등의 원인이 됩니다. 발바닥 아치는 매일의 메인터넌스로 되찾을 수 있습니다.

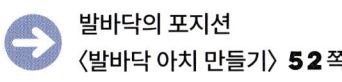
발바닥의 포지션
〈발바닥 아치 만들기〉 **52**쪽

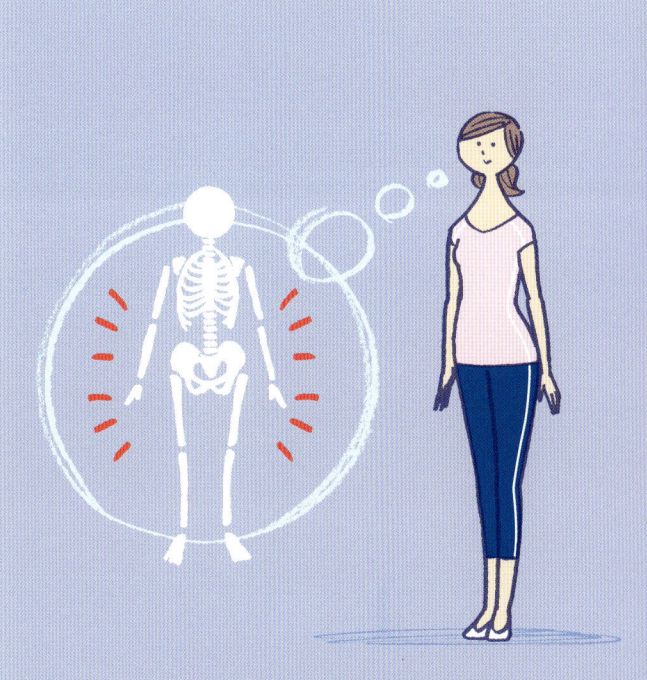

자, 그럼 이제부터 실제로 움직여봅시다.

앞서 살펴본 8개의 기초 포지션을 몸에 확실히 익히게 하기 위한 8개의 기초 트레이닝을 소개합니다.

아무리 바쁘고 피곤해도 1분의 시간이면 충분하고 간단한 동작들이니 매일 꾸준히 진행해주세요. 각각 1분씩 가능하면 8개 동작을 이어서 해주세요.

기초 포지션 트레이닝을 해두면 이후의 프로그램을 보다 쉽게 해낼 수 있게 됩니다.

FOUNDATION | 기초 포지션 트레이닝

1

두개골

머리와 목에 중요한 경추

머리와 목이 연결된 부분을 의식하면서
유연하고 긴 목을 상상하며 진행한다.

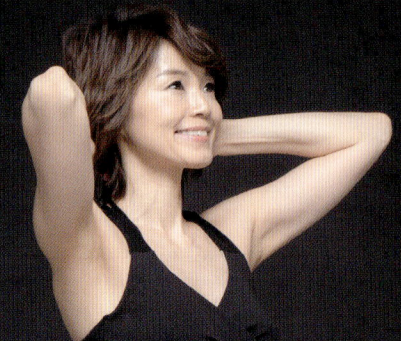

머리와 목에 중요한 경추

경추의 시작은 후두부에 있기 때문에 머리와 목의 관계는 매우 중요한 포인트입니다.
척추와 두개골을 잇는 경추가 부드럽게 움직이면 혈액 순환과 림프의 흐름도 좋아집니다.

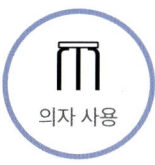
의자 사용

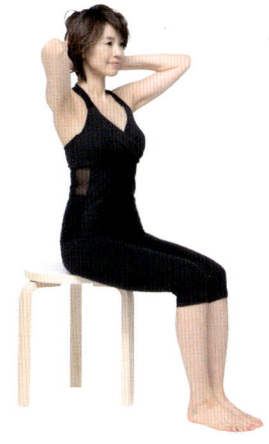

1
의자에 앉아 등줄기를 곧바로 세운다.
양손을 뒤통수에 대고 가볍게
턱을 당긴 채 머리를 뒤로 기댄다.

NG

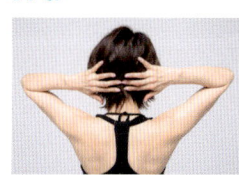

어깨가 올라가 목이
짧아지지 않도록 주의하자.

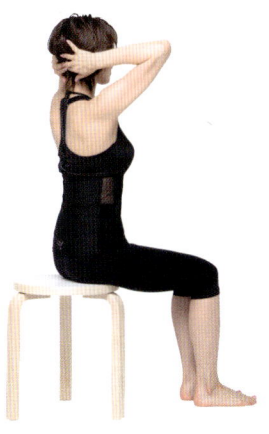

2
그대로 뒤통수를 위에서 아래로
쓸어내리면 톡 튀어나온 부분이 있고,
그 아래의 조금 파인 부드러운 부분이
경추 1번과 2번의 위치이다.

미골 포인트
마치 양쪽 귓구멍에
봉을 찌른 듯한 이미지로
가볍게 머리를 움직이자.

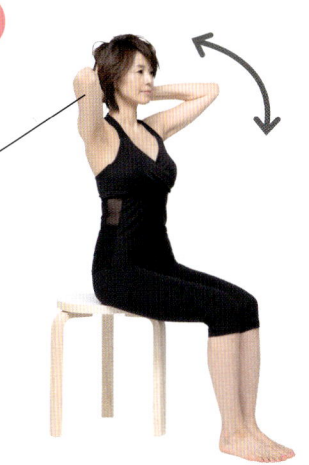

3
그 부분에 손가락을 댄 상태에서
경추는 고정하여 끄덕이듯
시선을 위아래로 움직이면서
머리만 움직여본다.

FOUNDATION | 기초 포지션 트레이닝

2

견갑골

견갑골의 바른 위치

견갑골을 의식하면서
미끄러지듯 움직여보자.

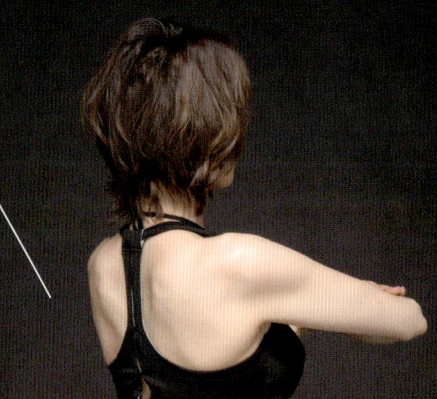

견갑골의 바른 위치

올라간 어깨나 짧아진 목은 견갑골의 잘못된 위치 때문이며 어깨 결림의 원인이 됩니다.
우선 견갑골을 안정시키는 자세를 찾습니다. 견갑골이 몸속으로 쏙 들어가는 것이 이상적입니다.

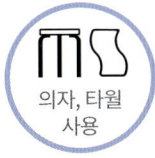
의자, 타월 사용

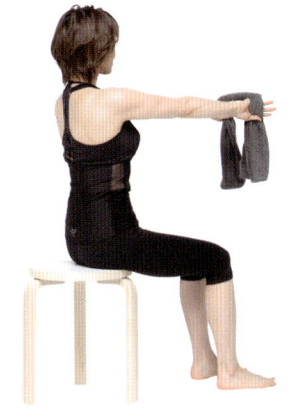

1
의자에 앉아 등줄기를 곧바로 세운다.
손등이 마주 보도록 타월을 잡은 양손을
앞으로 나란히 하고
어깨의 긴장을 풀어준다.

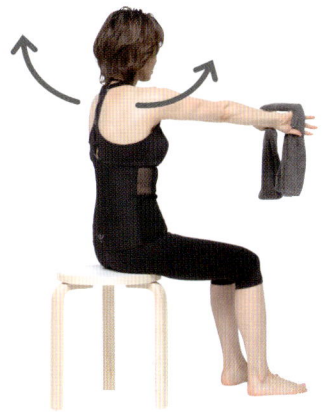

2
등줄기를 늘린 채 숨을 들이마셔
견갑골을 넓힌다.

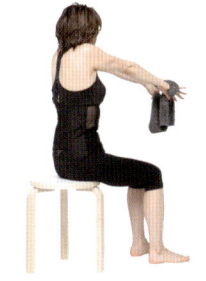

NG
어깨가 올라가 목이
짧아지지 않도록 주의하자.

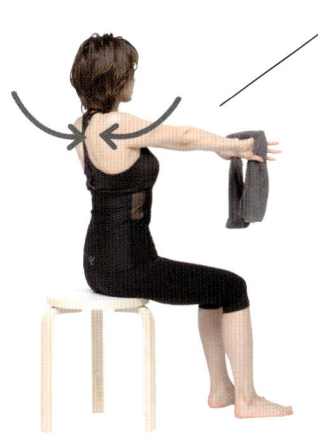

미골 포인트
견갑골이 몸속으로
쏙 들어가는 포지션을
찾습니다.

3
숨을 들이마신 상태에서
견갑골을 닫는다. 숨을 내뱉으며
1번의 자세로 돌아가고
다시 2번과 3번의 과정을 4회 반복한다.

FOUNDATION | 기초 포지션 트레이닝
3

늑골
늑골 이미지 호흡

늑골이 풍선처럼 부풀어 오르는 이미지를 그리며 움직이는 것을 느껴보자.

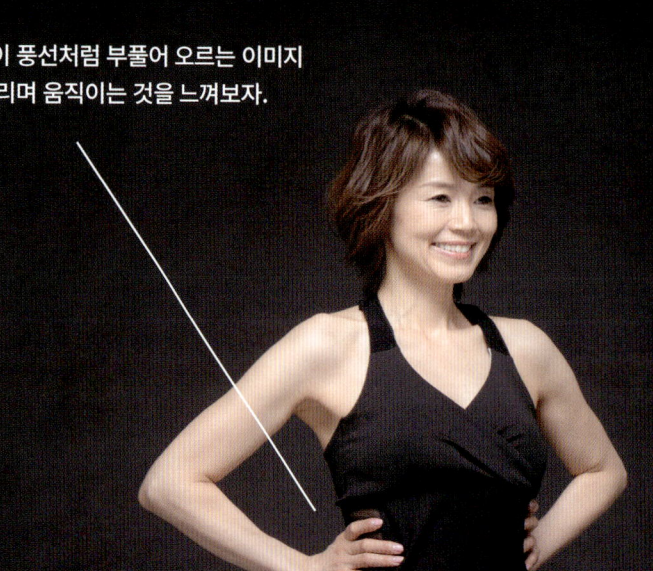

늑골 이미지 호흡

늑골은 숨을 들이마셨을 때 세 방향(앞·뒤쪽, 바깥쪽, 위쪽)으로 넓어집니다.
언밸런스한 자세나 스트레스 등으로 바른 호흡법을 하지 못하는 사람이 많으므로,
우선은 늑골의 옆과 뒤를 이미지화하며 호흡을 시작합시다.

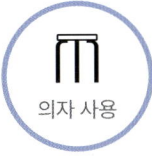
의자 사용

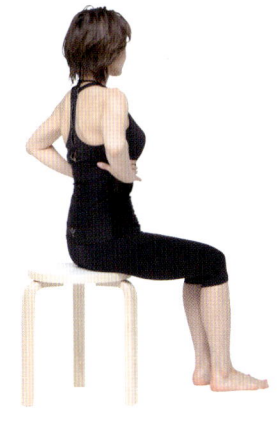

1

의자에 앉아 등줄기를 곧바로 세운다.
늑골의 바깥쪽에 양손을 엄지손가락을
뒤쪽으로 하여 감싸듯 둔다.

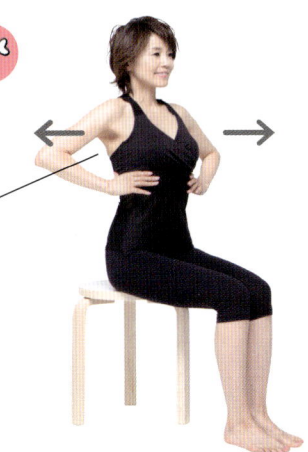

미골 포인트
릴랙스하여 뼈와 뼈 사이가
천천히 넓어지는 것을
이미지화한다.

2

숨을 들이마실 때 늑골의 옆과 뒤가
넓어지는 것을 느낀다.

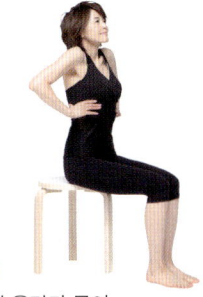

NG
어깨가 올라가 목이
짧아지지 않도록 주의하자.

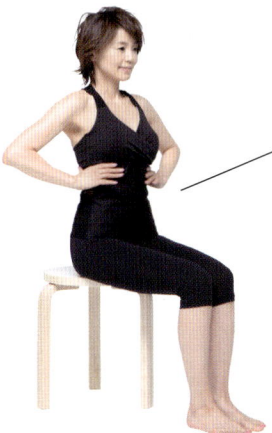

미근 스위치
· 코르셋 근육
· 가랑이 근육

3

숨을 뱉을 때는 늑골을 부드럽게
닫으면서 뱃속 깊이 부드러운 힘이
들어가는 이미지를 그려보자.

FOUNDATION | 기초 포지션 트레이닝

4

흉추

가슴 쓸어내리는 호흡

흉추에서부터 경추를 거쳐
머리끝까지 이어지는 이미지로
가슴을 쓸어내리는 듯한 호흡을 하자.

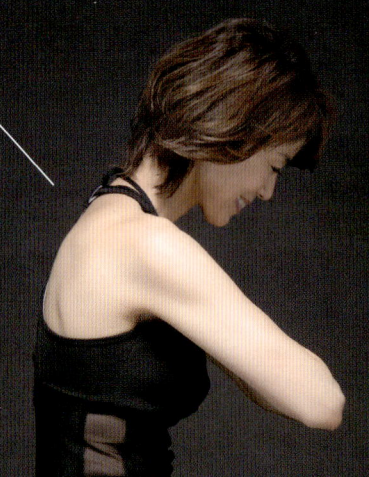

가슴 쓸어내리는 호흡

호흡이 얕으면 평평해지기 쉬운 흉추.
약간 뒤로 굴곡진 흉추의 커브를 그리듯 느릿하게 릴랙스한 호흡법을 실천해 봅시다.

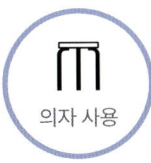
의자 사용

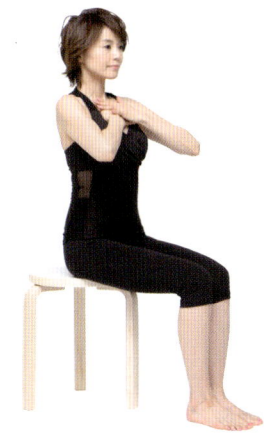

1

의자 등에 앉아 등을 곧바로 세운다.
양손을 흉골 위에 둔 곳부터
기분 좋게 숨을 들이마신다.

미골 포인트
약간 뒤로 굴곡진 커브를 그리는
12개 흉추의 이미지를 그리면서
호흡하자.

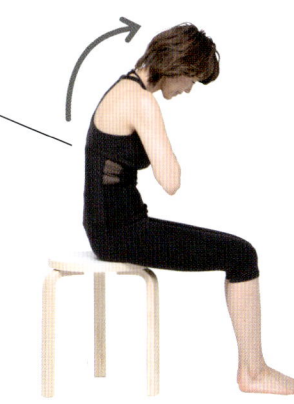

2

숨을 뱉으면서 가슴을 쓸어내리고
흉추와 함께 경추도
부드럽게 둥글게 만다.

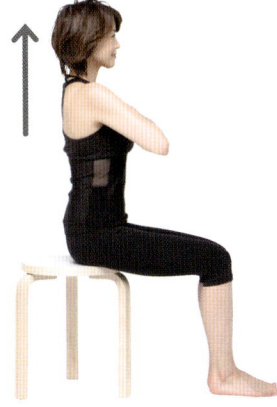

3

숨을 들이마시면서
1번의 포지션으로 돌아간다.

FOUNDATION | 기초 포지션 트레이닝
5

골반
골반 위치 바로잡기

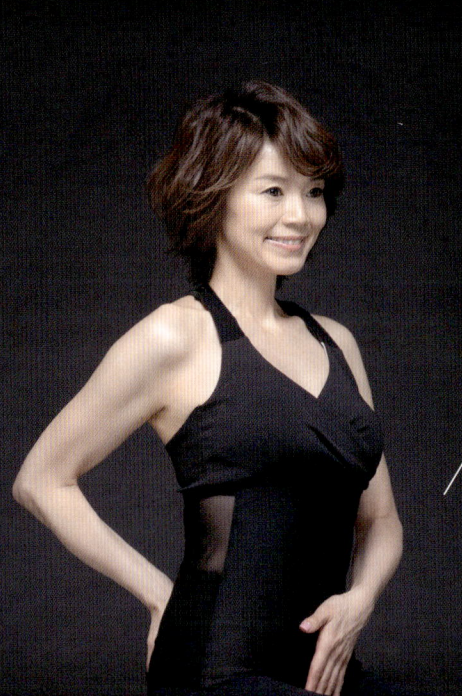

선골을 세웠을 때 배꼽 안에 힘을 넣어 부드럽게 안정시킵시다.

골반 위치 바로잡기

선골을 곧게 세운 상태가 골반의 이상적인 포지션. 요추의 자연스러운 커브가 생깁니다.
이 포지션으로 허리 주위를 안정시킬 수 있습니다. 포지션을 정돈하면 골반을 전후좌우로 움직여봅시다.

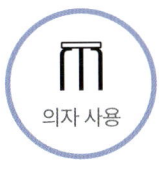
의자 사용

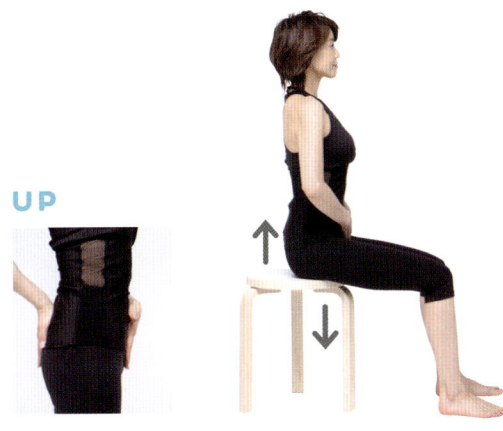

1 의자에 얕게 앉아 등을 바로 세운다.

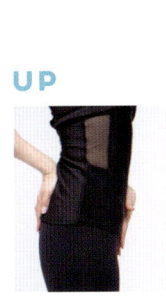 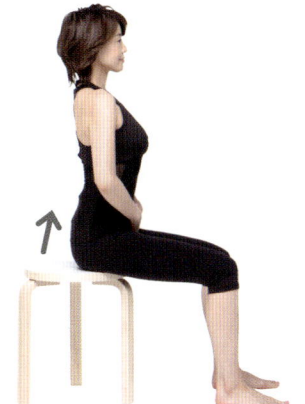 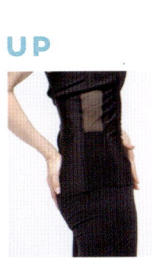 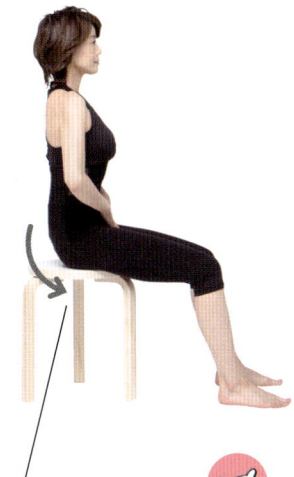

2 등줄기를 편 채 골반을 앞과 뒤로 대굴대굴 굴리듯 움직인다. 좌우로도 움직여본다.

미골 포인트
선골이 쑥 선 포지션을 찾자.

FOUNDATION | 기초 포지션 트레이닝

6

척추(등뼈)

척추 하나하나 스트레칭

척추의 자연스러운 S자 커브의 이미지를 그려
척추 뼈 하나하나를 움직이자.

척추 하나하나 스트레칭

척추를 유연하게 만들어서 막힌 혈액에 고여 있던 노폐물이 한 번에 흐르게 합니다.
몸 전체가 따뜻해지고 내장의 기능도 향상됩니다.
요통이나 어깨 결림, 냉증을 느끼지 않는 쾌적한 몸을 만들기 위해서는 척추의 유연한 움직임이 중요합니다.

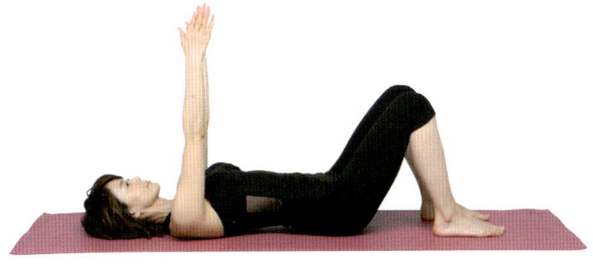

1
누워서 위를 본 채 양 무릎을 굽히고,
팔을 곧바로 올리고
양발은 허리 폭 정도로 벌린다.

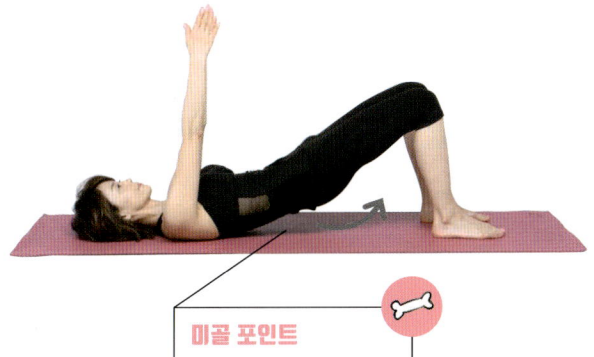

2
숨을 뱉으면서 꼬리뼈부터
머리로 향해, 척추를 하나씩 움직이듯
서서히 매트에서 떨어뜨리며
들어 올린다.

미골 포인트
척추가 하나하나
움직이는 것을 느끼면서
움직여보자.

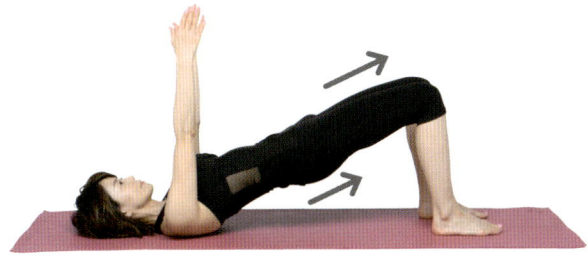

3
가슴에서 무릎까지 일직선이 되는
지점에서 숨을 들이마시고 유지.
숨을 뱉으면서 가슴 쪽에서 척추를
하나하나 움직이듯 매트로 되돌아간다.

자세가 힘들다면
힘든 사람은 팔을 내린 상태에서 해도 OK.

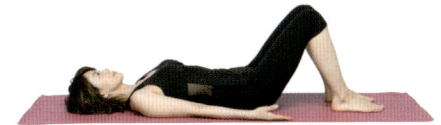

FOUNDATION | 기초 포지션 트레이닝

7

고관절

고관절 공간 넓히기

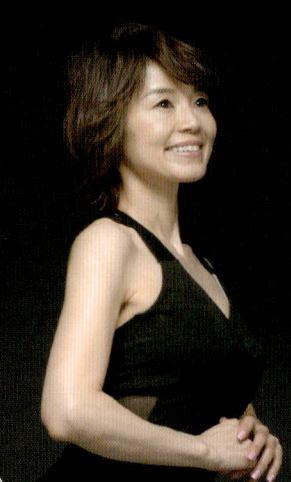

고관절을 움직여
엉덩이 근육의 존재를 알자.

고관절 공간 넓히기

고관절이 움직일 수 있는 범위가 좁으면 엉덩이가 처지거나 체중을 제대로 받칠 수 없게 되어
자세가 흐트러지는 원인이 됩니다. 고관절의 공간을 넓혀 포지션을 유지하면
하복부와 엉덩이 근육이 단련되어 힙업 효과도 기대할 수 있습니다.

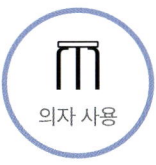
의자 사용

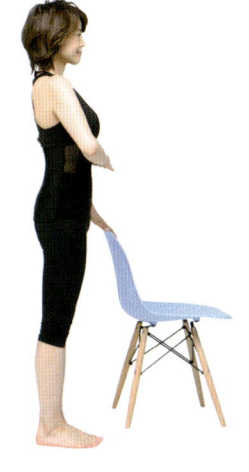

1
의자의 등받이에 한 손을 대고
등을 곧바로 세운다.

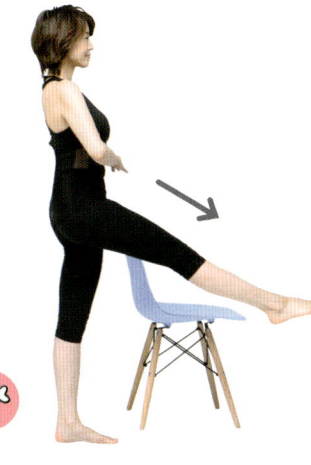

2
왼쪽 발을 축으로 하여 배를 끌어 올리고
오른쪽 발을 고관절로부터 툭 앞으로
내던지듯 한다. 이때 배를 끌어 올려
다리가 연결되는 부분에 공간을 만든다.

매골 포인트
다리가 연결되는 부분의
뼈를 뽑아내듯 덜렁덜렁
진자처럼 움직인다.

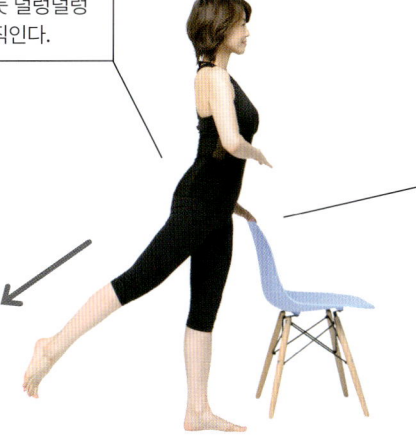

미근 스위치
· 다리 올리는 근육
· 엉덩이 근육

3
그 다리를 그대로 뒤로 늘려 3초간 유지.
다시 2번과 3번의 동작을 반복한다.
한쪽 다리당 10회,
반대쪽도 마찬가지로 진행한다.

FOUNDATION | 기초 포지션 트레이닝

8

발바닥

발바닥 아치 만들기

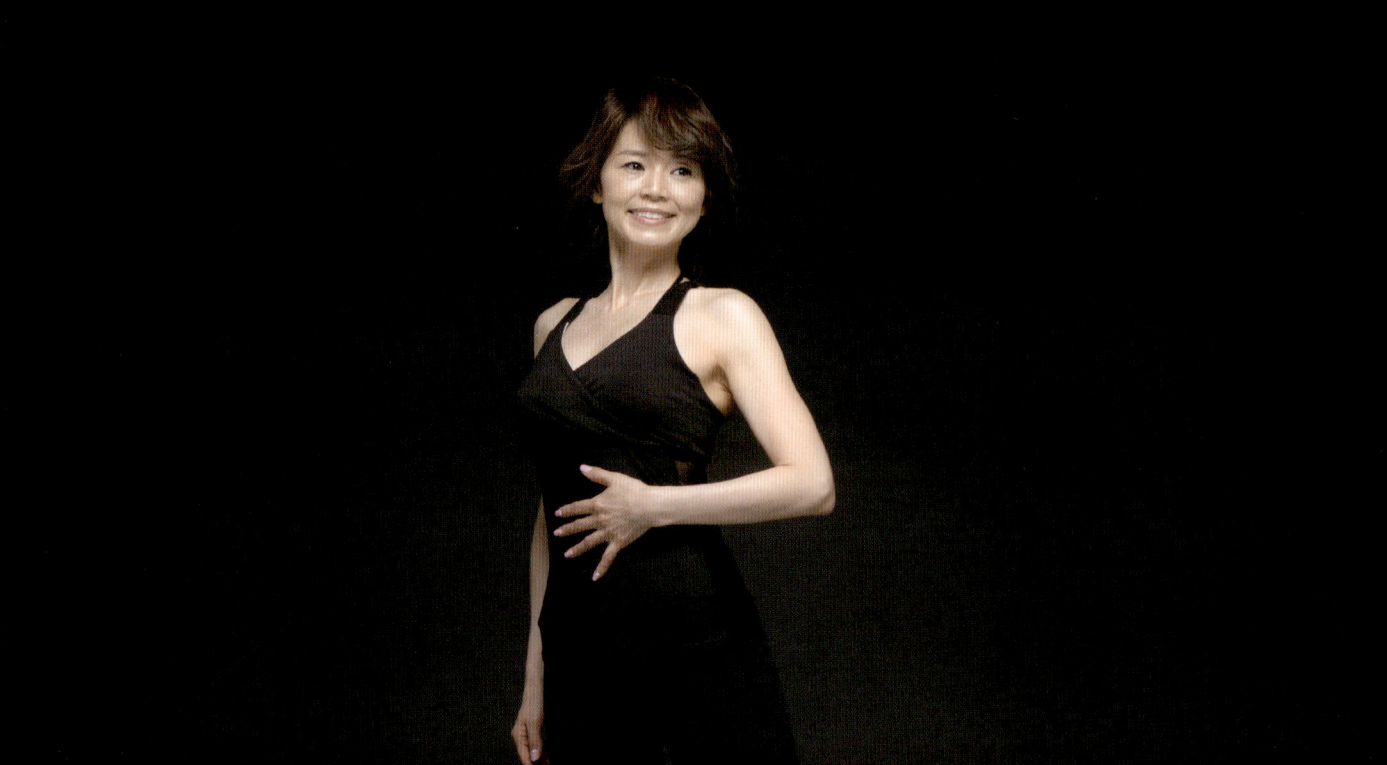

발바닥 아치 만들기

발바닥에 있는 횡아치, 외측 종아치, 내측 종아치 3개를 밸런스 좋게 만듦으로써 몸 전체의 토대가 완성됩니다.
땅에 발을 댄 상태에서 비로소 미골이 만들어지는 것입니다.

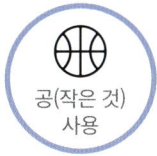
공(작은 것) 사용

1

테니스공을 한쪽 발로 밟아
뭉개면서 발바닥 아치를
이미지하여 자극해 간다.

2

자극을 느끼는 포인트가 있으면
그대로 천천히 눌러 뭉개면서
풀어 간다.
반대쪽도 마찬가지로 진행한다.

UP

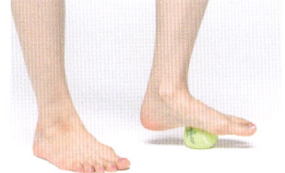

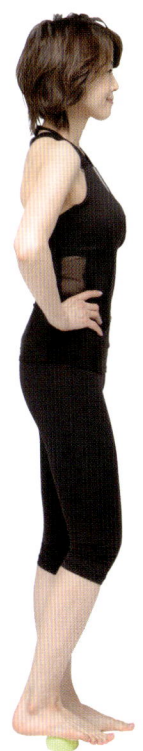

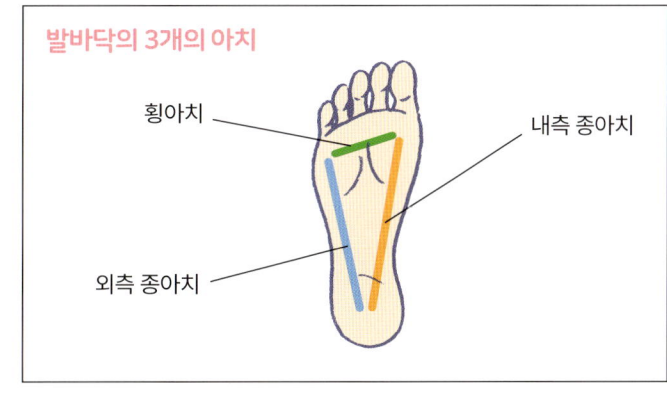

발바닥의 3개의 아치
- 횡아치
- 내측 종아치
- 외측 종아치

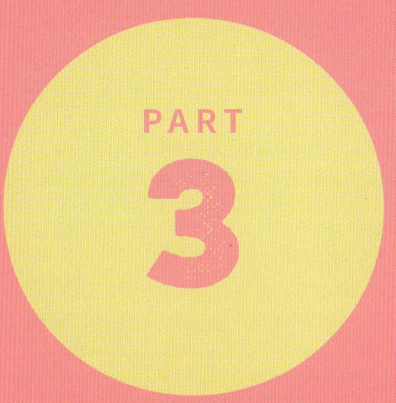

미골 필라테스 프로그램

○ **STEP 1. MAINTENANCE** | 풀다
○ **STEP 2. STRETCHING** | 펴다
○ **STEP 3. EXERCISE** | 잇다
○ **STEP 4. STYLE-UP** | 조이다

미골 필라테스 진행 방법

당신의 고민, 알고 있나요?
미골 필라테스의 이상적인 진행 방법

기초부터 시작한 당신

몸의 기초를 아는 Part 2의 **'8개의 기초 포지션'**(32쪽)부터 시작한 당신. 우리 몸의 뼈와 근육들에 대한 설명이 조금 어려웠을지도 모르겠습니다. 그러나 일단 몸의 구조를 알면 절반은 끝난 것이나 마찬가지. 기초 포지션을 충분히 익히고 이해했다면 자신의 뼈나 근육의 이미지가 머릿속에 그려질 것입니다. 이제부터는 본격적으로 고민을 해결해 갑시다!

내 몸의 고민을 바로 해결하고 싶은 당신

체크리스트로 자신의 고민 타입을 알았나요? 7개의 고민 타입 중 하나에 들어맞는 분도 계신가 하면, 몇 개의 타입에 걸쳐 있는 분도 있을 겁니다. 어떻게 진행해 가는 게 좋은지 **'미골 필라테스 프로그램 설정'**(60쪽)에서 상세히 설명하고 있으니 자신이 원하는 방식을 설정하고 진행하세요!

하나의 움직임은 1분으로!

이 책의 프로그램은 STEP 1부터 4까지의 단계로 되어 있으며, 익숙해지면 하나의 움직임을 전체 1분 전후로 끝낼 수 있을만큼 매우 간단합니다. 매일 조금씩 진행하거나 휴일에 집중적으로 몸을 움직이거나, 진행 방법은 당신에게 달려 있어요. **'미골 필라테스 프로그램 설정'**(60쪽)에서는 당신의 라이프스타일에 맞춰 이상적인 진행 방법을 자세히 제안합니다.

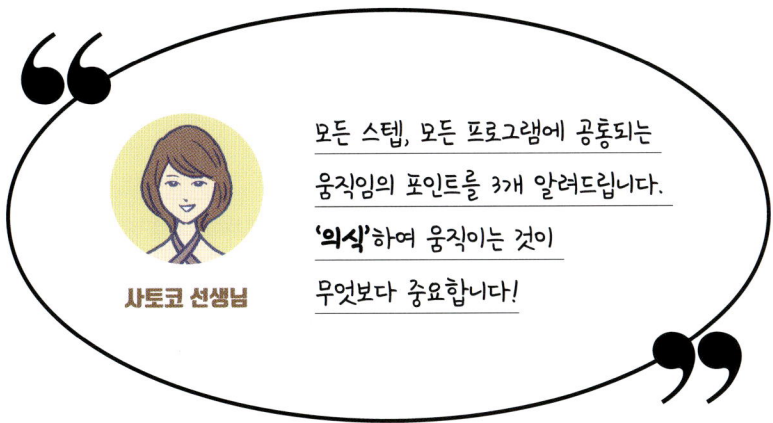

> 모든 스텝, 모든 프로그램에 공통되는 움직임의 포인트를 3개 알려드립니다. **'의식'**하여 움직이는 것이 무엇보다 중요합니다!
>
> — 사토코 선생님

POINT 1 미근 스위치 ON!

아무리 열심히 움직이더라도 '미근 스위치'가 들어가 있지 않으면 의미가 없습니다. 미근의 위치를 모르는 경우에는 15쪽의 **'15가지 미근 살펴보기'**를 펼쳐 자신이 움직이고 싶은 근육이 어디에 있는지, 뼈가 어떻게 움직이고 있는지를 확인하세요. 몸의 안쪽으로 의식을 향하면 저절로 감각이 자라나게 됩니다.

POINT 2 호흡은 편안히 하세요.

너무 열심히 움직이면 호흡이 얕아지기 쉽습니다. 이 책의 모든 프로그램은 릴랙스한 상태에서 진행하는 간단한 움직임뿐입니다. 우선은 자연스러운 호흡을 유지하면서 마음 편히 몸과 마주하세요.

POINT 3 좀처럼 '의식'이 되지 않는데, 어쩌죠?

'풀다, 펴다, 잇다, 조이다'의 메인 프로그램의 움직임이 정말 맞게 되고 있는지 확신이 서지 않거나 잘 모르겠다면, 다시 한번 기초로 돌아갑시다. Part 2의 **'8개의 기초 포지션 트레이닝'**에 반드시 답이 있으니까요. 기초를 반복하여 연습하는 것이 미골을 만드는 지름길입니다.

미골 필라테스

프로그램 표

미골 필라테스는
두 가지 패턴의 프로그램으로
진행할 수 있습니다.
자신에게 맞는 프로그램을
찾아서 진행하세요!

**고민 TYPE 별,
움직임 STEP 별**
로 진행하는
미골 필라테스
일람표

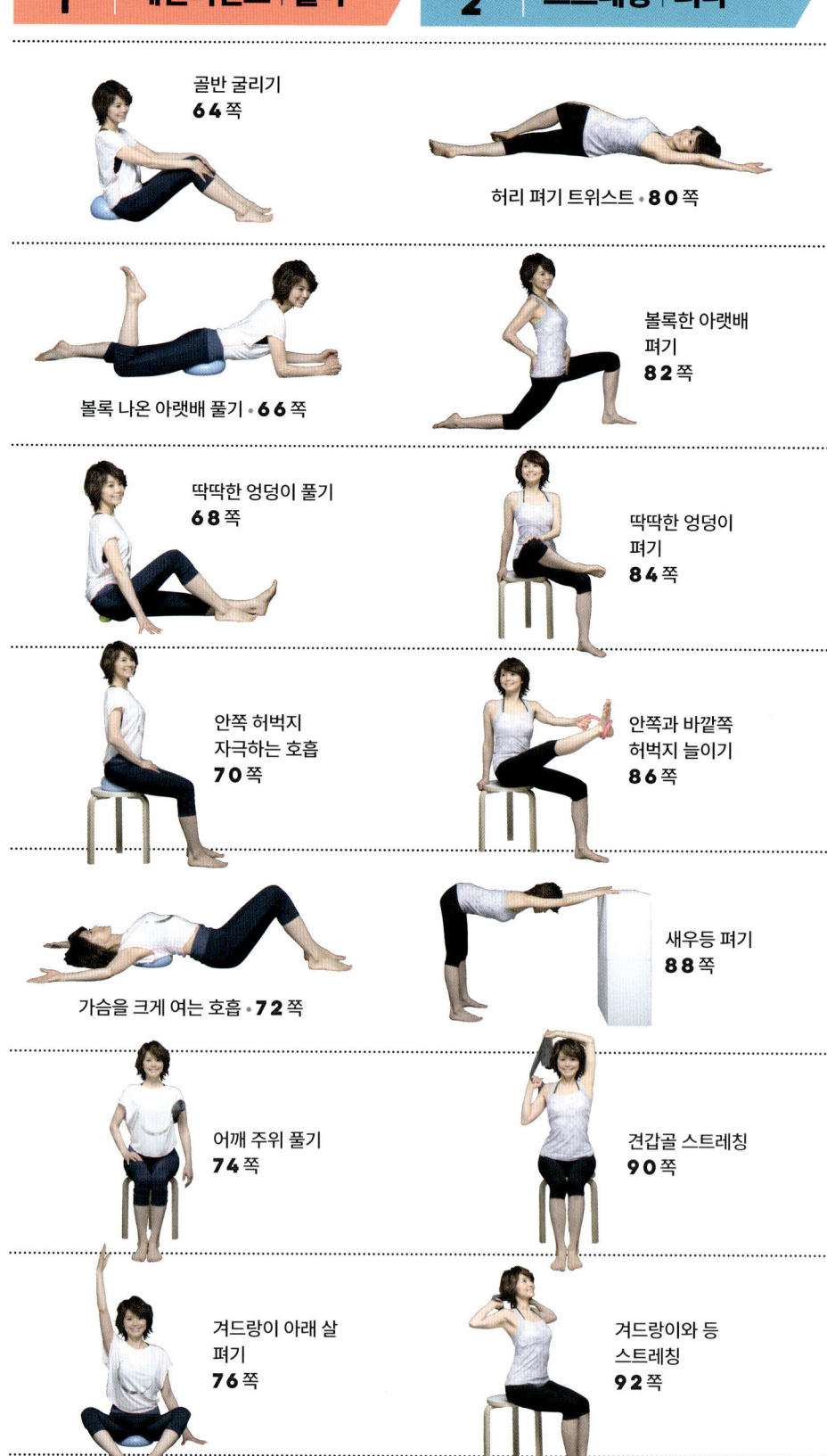

STEP 1 메인터넌스 | 풀다	STEP 2 스트레칭 | 펴다
골반 굴리기 64쪽	허리 펴기 트위스트 · 80쪽
볼록 나온 아랫배 풀기 · 66쪽	볼록한 아랫배 펴기 82쪽
딱딱한 엉덩이 풀기 68쪽	딱딱한 엉덩이 펴기 84쪽
안쪽 허벅지 자극하는 호흡 70쪽	안쪽과 바깥쪽 허벅지 늘이기 86쪽
가슴을 크게 여는 호흡 · 72쪽	새우등 펴기 88쪽
어깨 주위 풀기 74쪽	견갑골 스트레칭 90쪽
겨드랑이 아래 살 펴기 76쪽	겨드랑이와 등 스트레칭 92쪽

STEP 3 엑서사이즈 | 잇다	STEP 4 스타일 업 | 조이다	
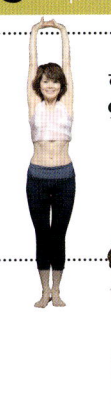 허리 늘이기 96쪽	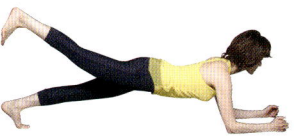 허리 펴서 지탱하기 • 112쪽	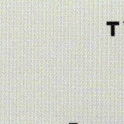 TYPE 1 처진 뱃살
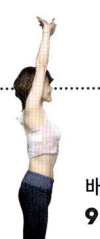 배 끌어 올리는 포지션 98쪽	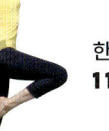 한쪽 다리 들고 서기 114쪽	 TYPE 2 뚱뚱한 허벅지
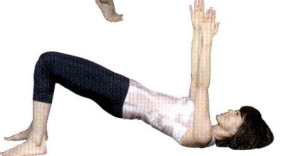 엉덩이 업다운 • 100쪽	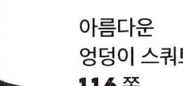 아름다운 엉덩이 스쿼트 116쪽	TYPE 3 납작한 엉덩이
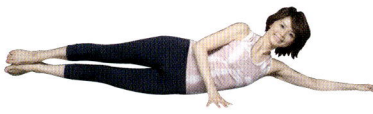 안쪽 허벅지 붙여서 업다운 • 102쪽	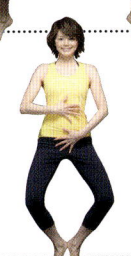 안쪽 허벅지 플리에 118쪽	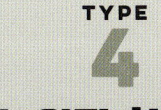 TYPE 4 늘어진 허벅지
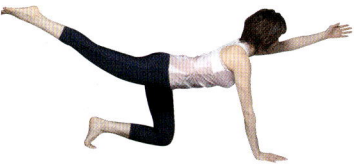 팔다리 들어 옆구리 늘이기 • 104쪽	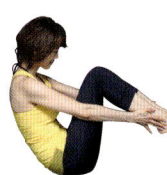 부드럽게 척추 굴리기 120쪽	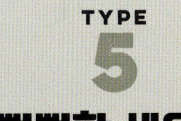 TYPE 5 뻣뻣한 새우등
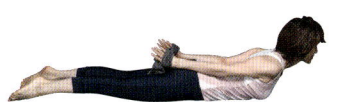 어깨 끌어당겨 펴기 • 106쪽	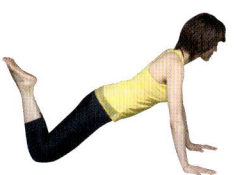 어깨 라인 잡는 푸시업 122쪽	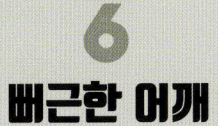 TYPE 6 뻐근한 어깨
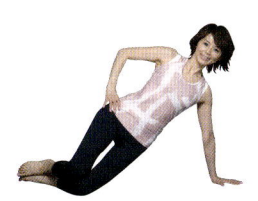 겨드랑이 살 조이기 108쪽	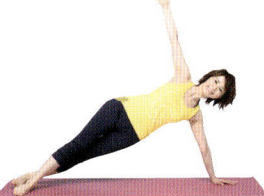 뒤태 살리는 플랭크 124쪽	TYPE 7 살찐 겨드랑이

미골 필라테스 프로그램 설정

하나의 고민을 빠르게 해결하고 싶어!

고민 타입을 4 스텝 계속하자!

22~25쪽의 체크리스트에서 하나의 고민 타입에 딱 들어맞은 당신.

고민 타입에 따른 '메인터넌스', '스트레칭', '엑서사이즈', '스타일 업'의 4 스텝을 해 나갑시다.

예를 들어, 당신이 '젖혀진 허리에 뱃살이 처진 타입'이라면 [미골 필라테스 프로그램 표]의 TYPE 1을 가로로 보고 64쪽 → 80쪽 → 96쪽 → 112쪽 순서대로 진행합니다.

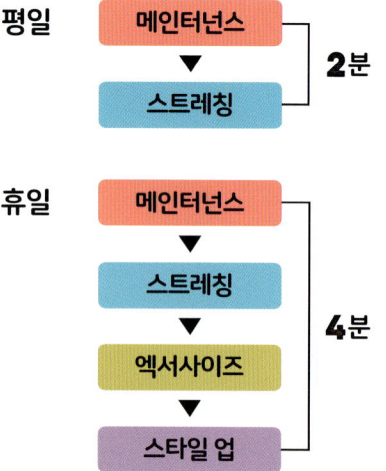

다양한 고민을 조금씩 해결하고 싶어!

각 고민 타입을 조금씩 진행한다!

납작한 엉덩이도, 뚱뚱한 허벅지도 신경 쓰여……라며 고민이 많은 당신은 우선 너무 열심히 일하는 근육에 포커스를 맞춰 각 고민 타입의 '풀다(메인터넌스)', '펴다(스트레칭)'의 과정을 매일 합니다.

시간과 마음의 여유가 생기면 다음 스텝인 '잇다(엑서사이즈)', '조이다(스타일 업)'로 진행해 나갑니다.

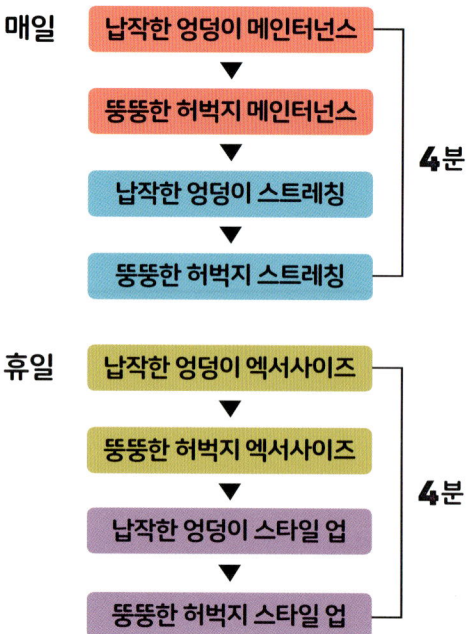

일이 바빠! 하지만 매일 조금씩 움직이고 싶어!

하루의 끝에 1분만 투자하세요!

여기! 라는 핀포인트의 고민보다도 전신이 신경 쓰이는 당신. 하지만 매일 바빠서 몸을 움직일 시간이 없다…. 그럴 때에도 괜찮아요. 하루의 끝에 약 1분간, 하나의 움직임만을 진행합시다.

4개의 스텝을 하루씩 해나가면 약 1개월 사이에 모든 프로그램을 해낼 수 있습니다. 매일 1분으로 1개월 후에는 몸이 확실히 달라져 있을 것입니다.

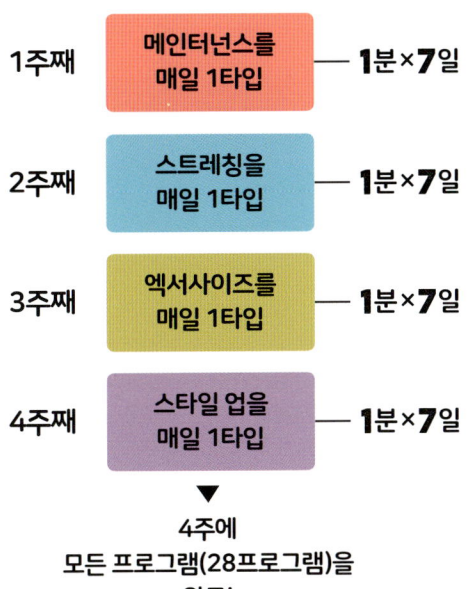

미골로 더 세련되어지고 싶어! 휴일은 많이 움직이고 싶어!

여러 번 해보고 마음에 드는 프로그램을 찾으세요!

메인터넌스나 스트레칭 등의 단계를 마스터하고 요령을 잡은 당신. 서서히 미골에 가까워지고 있는 실감이 들면, '잇다(엑서사이즈)', '조이다(스타일 업)'에 집중합시다.
[미골 필라테스 프로그램 표]의 엑서사이즈와 스타일 업, 각 7개의 움직임을 위부터 순서대로 진행하세요. 익숙해지면 이 책을 펼치지 않아도 움직임이 몸에 밸 거예요. 그때 자신의 몸이 원하는 마음에 드는 프로그램을 찾을 수 있을 거예요.

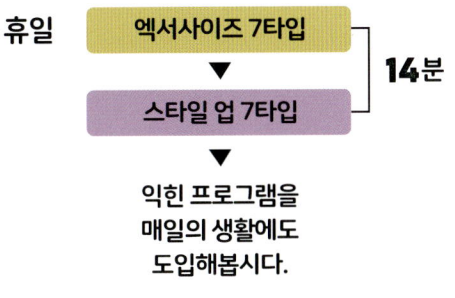

STEP 1

MAINTENANCE
풀다

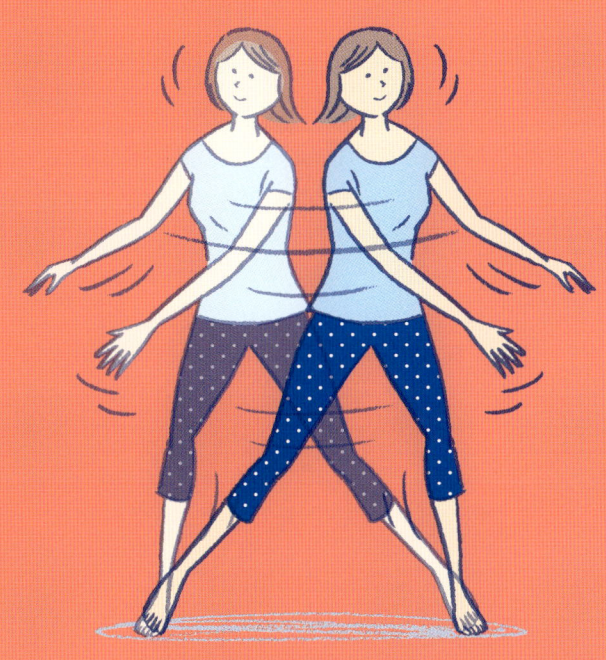

STEP 1. MAINTENANCE | 풀다

처진 뱃살 타입
골반 굴리기

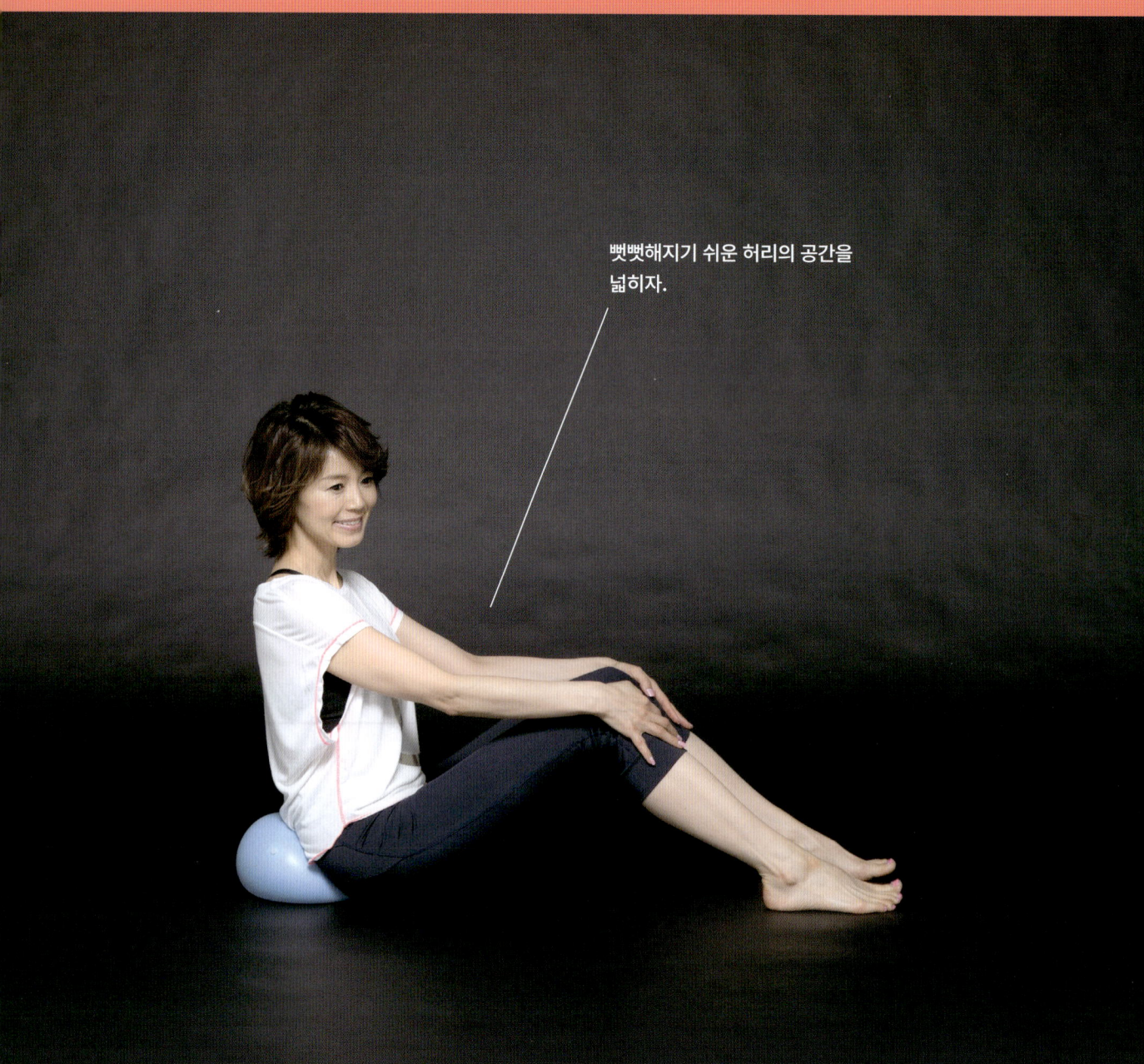

뻣뻣해지기 쉬운 허리의 공간을 넓히자.

골반 굴리기

너무 열심히 일해서 조금 뻣뻣해진 허리의 공간을 차분히 넓히듯 골반을 대굴대굴 굴려 갑시다.
머리부터 꼬리뼈를 바르게 펴면서 움직입니다.

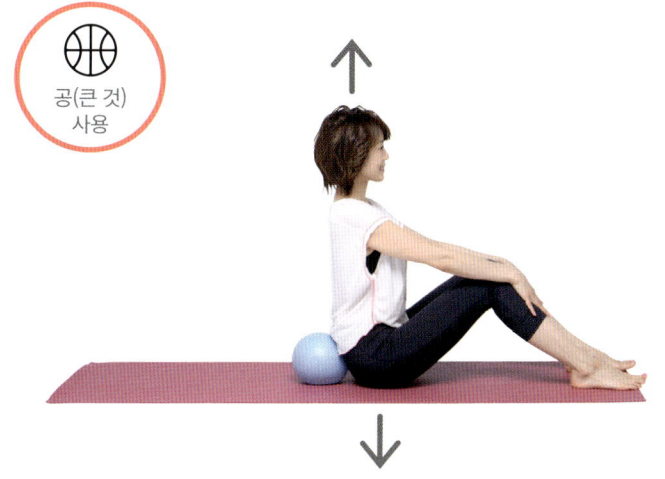

1

무릎을 굽혀 다리는 허리 폭으로 벌리고
두 개의 좌골을 바닥에 찌르듯 앉는다.
공을 선골 뒤에 댄다.

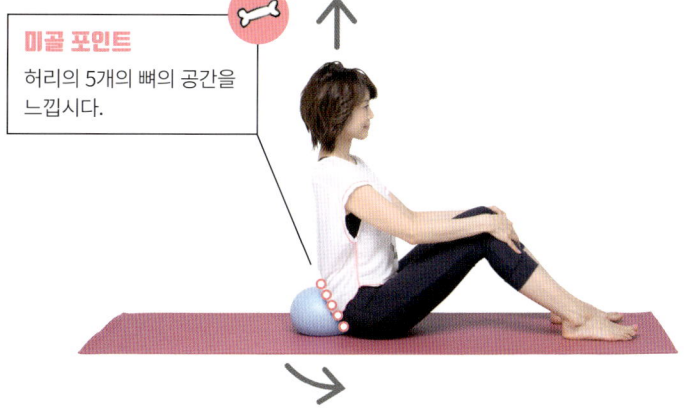

미골 포인트
허리의 5개의 뼈의 공간을 느낍시다.

2

머리의 포지션은 그대로 고정하고
엉덩이에 있는 평평한 선골을
뒤의 볼에 기대고 대구루루 굴린다.

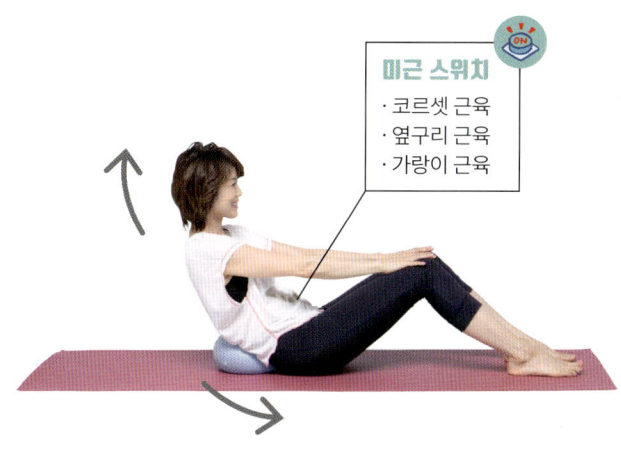

미근 스위치
· 코르셋 근육
· 옆구리 근육
· 가랑이 근육

3

좀 더 뼈의 공간을 느끼도록
골반을 뒤로 쓰러뜨리고
배에 힘이 느껴졌다면 숨을 내쉬면서
10초 유지한다.

STEP 1. MAINTENANCE | 풀다

뚱뚱한 허벅지 타입

볼록 나온 아랫배 풀기

볼록 나온 아랫배의 깊숙한 곳을
부드럽게 마사지하듯 굴린다.

볼록 나온 아랫배 풀기

굳기 쉬운 아랫배의 안에 있는 근육을 풀어 제대로 사용하지 않았던
'다리 올리는 근육'을 움직이게 하는 준비를 해 갑시다.

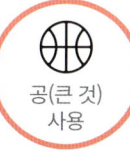
공(큰 것) 사용

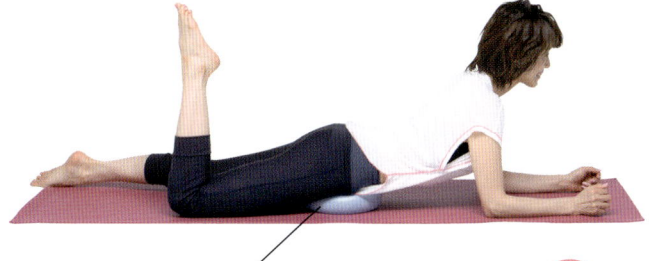

1

엎드려 누워 팔꿈치를 대고
상반신은 일으킨 채로
오른쪽 아랫배와 넓적다리가
연결되는 부위(서혜부)에 공을 댄다.

미골 포인트
배꼽과 골반의 둥글둥글한 뼈 사이에
공을 깊게 넣듯 힘을 빼면서.

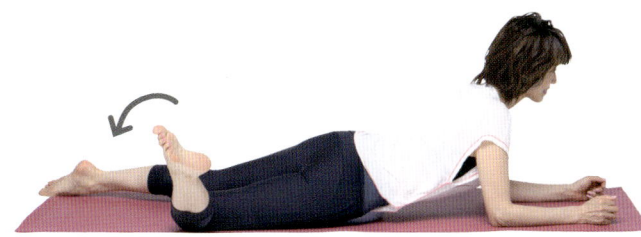

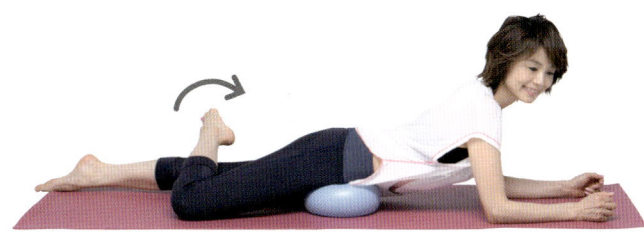

2

공을 대고 있는
오른쪽 다리의 무릎을 굽혀
발목을 안쪽으로 넘기거나
바깥쪽으로 넘기며
몸을 움직여 부드럽게 푼다.
반대쪽도 마찬가지로 진행한다.

STEP 1. MAINTENANCE | 풀다

납작한 엉덩이 타입

딱딱한 엉덩이 풀기

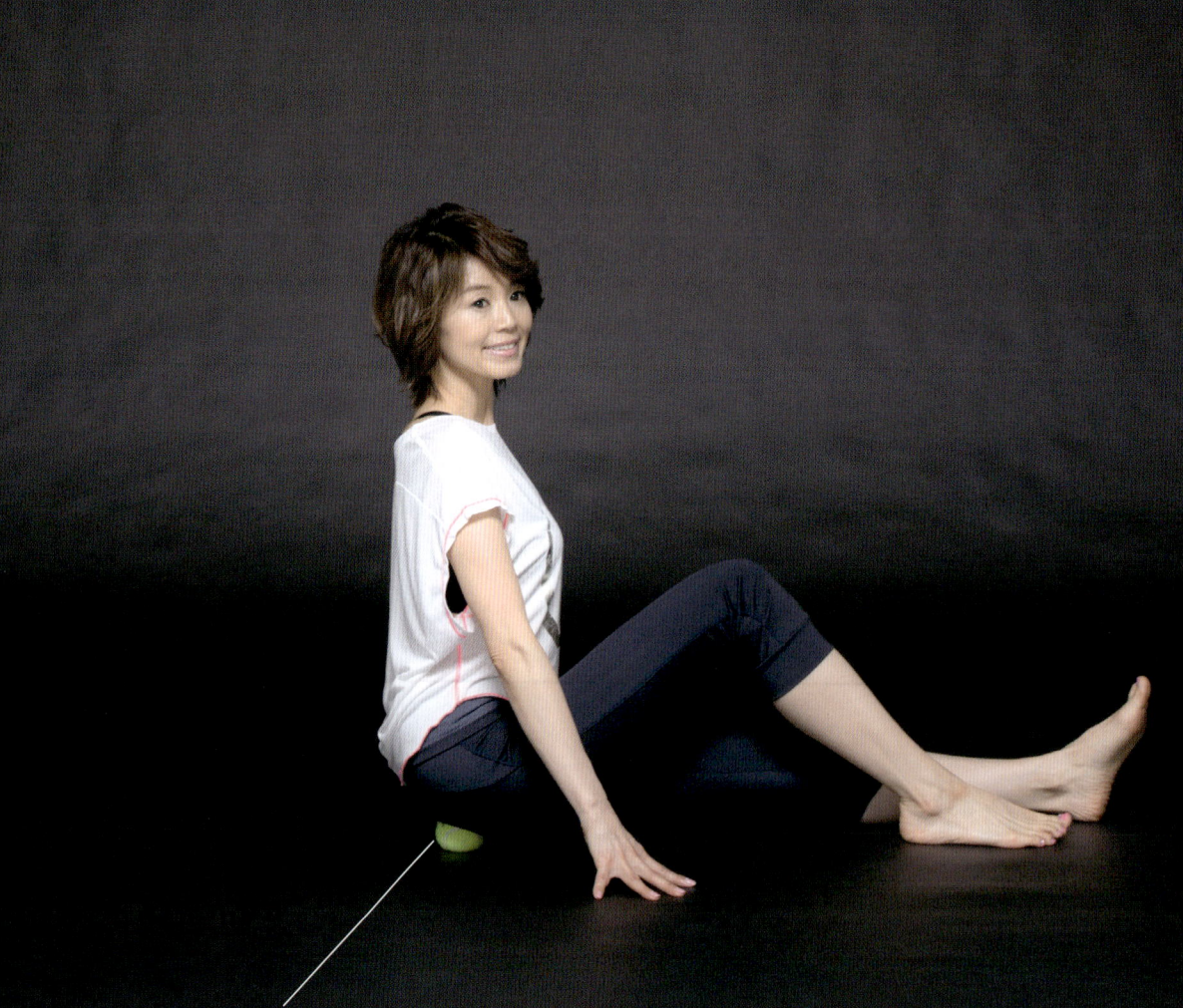

의외로 가벼운 엉덩이 결림이
처진 엉덩이의 원인일 수도 있다.

딱딱한 엉덩이 풀기

장시간의 책상 업무 등으로 딱딱해지기 쉬운 엉덩이 결림을 풀면
고관절 주위의 혈류가 원활해지면서 움직임도 좋아집니다.

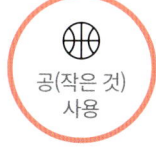

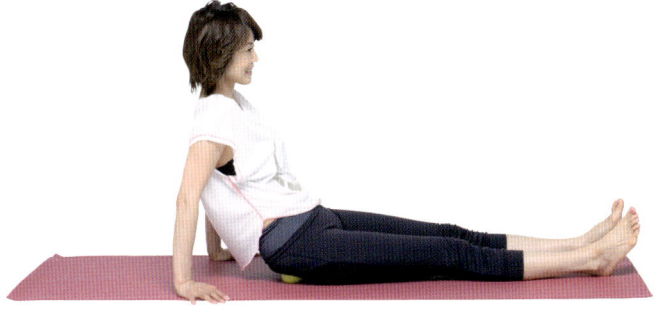

1

오른쪽 엉덩이의 산 근처에
테니스공을 대고 앉는다.

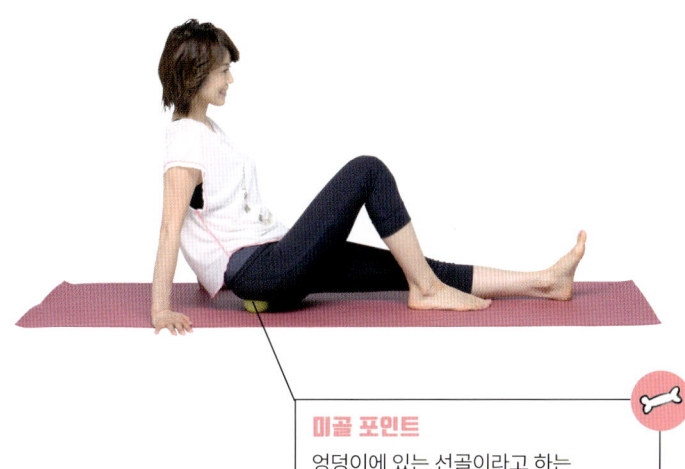

2

살짝씩 움직여서 결림이 있는 곳을
찾았다면 공 쪽으로 무릎을 굽혀 세우고
가볍게 굴려 푼다.

미골 포인트
엉덩이에 있는 선골이라고 하는
평평한 뼈의 바깥쪽에 있는 결림을 찾자.

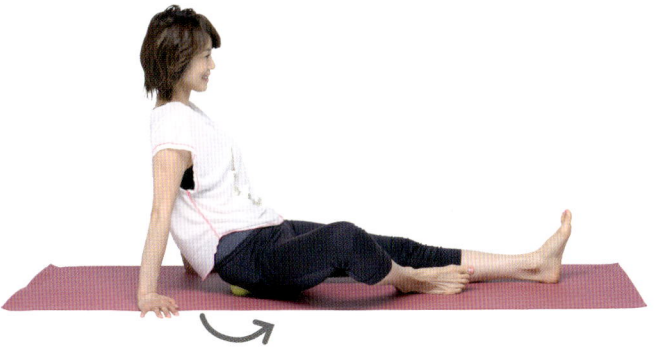

3

세운 무릎을 바깥쪽으로 쓰러뜨려
움직인다. 조금 아프지만
기분 좋은 정도로 힘을 조절하며 푼다.
반대쪽도 마찬가지로 진행한다.

STEP 1. MAINTENANCE | 풀다

늘어진 허벅지 타입

안쪽 허벅지 자극하는 호흡

가랑이 근육과 안쪽 허벅지 근육이
눈을 뜨면 몸의 중심이 발견됩니다.

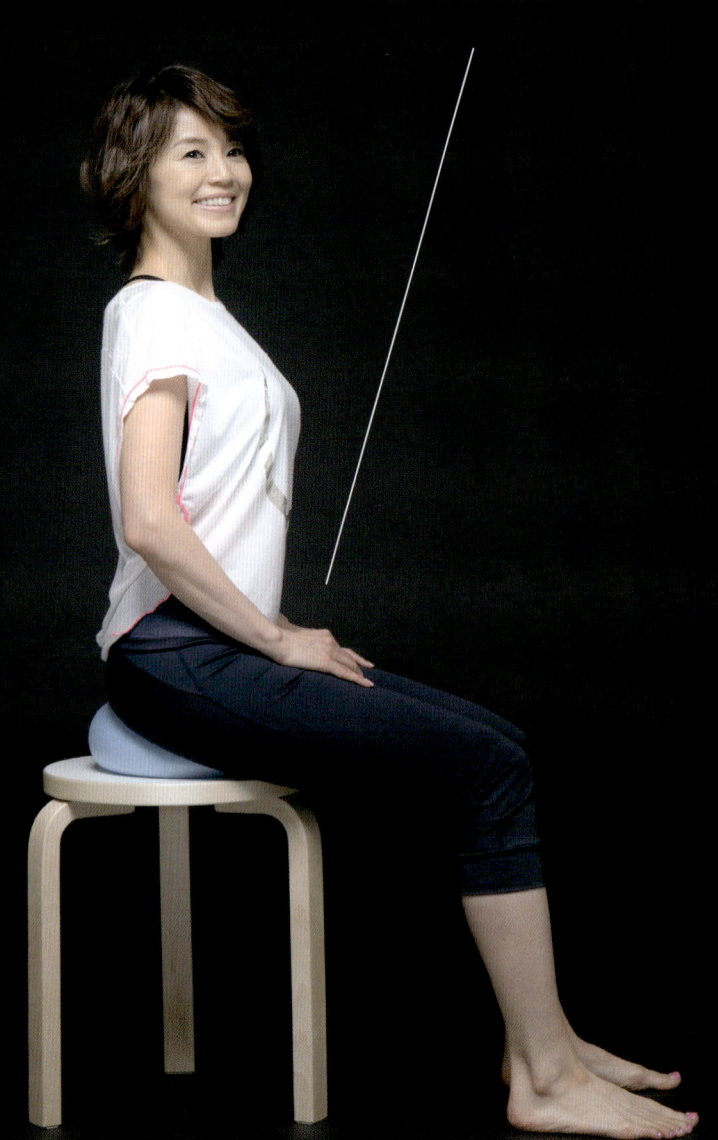

안쪽 허벅지 자극하는 호흡

골반의 바닥에 있는 작은 '가랑이 근육'들에게 약간의 자극을 주면
'안쪽 허벅지 근육'이 눈을 뜹니다.

의자, 공(큰 것) 사용

미골 포인트
골반 바닥에 있는 치골·미골·두 개의 좌골, 이 네 개의 뼈를 느껴보자. 엎어진 양동이 바닥에 공을 깔고 앉은 듯한 감각으로 움직여 간다.

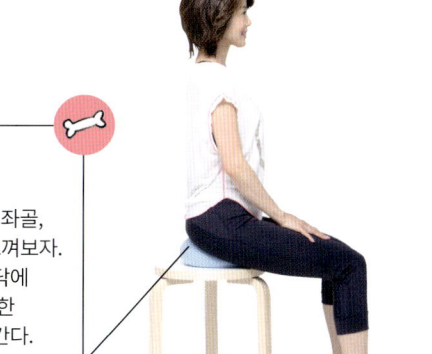

1
의자 위에 볼을 올리고 그 위에 앉는다.

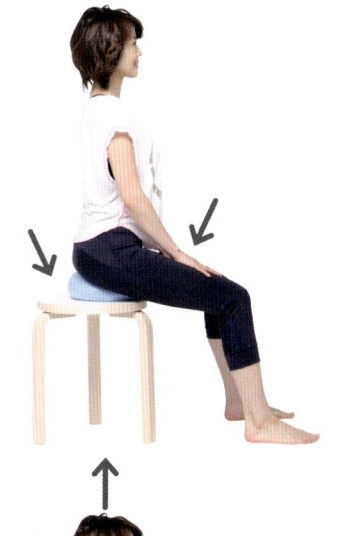

2
골반 바닥을 찾듯이 엉덩이에 있는 평평한 선골을 앞뒤로 굴린다.

미근 스위치
· 가랑이 근육
· 안쪽 허벅지 근육

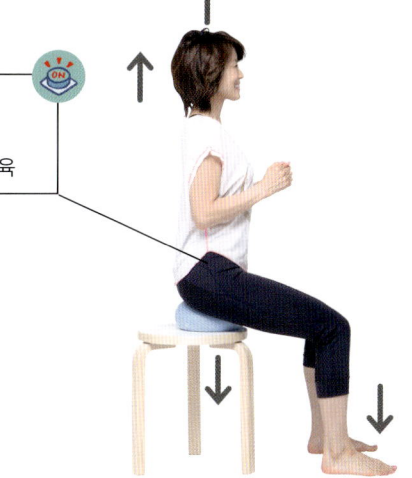

3
골반 바닥에 맞추어 공을 대고 가볍게 통통 하고 위아래로 몸을 움직인다. 이때, 핫핫 하고 배 속부터 숨을 내뱉듯 하여 몸의 중심을 찾는다.

STEP 1. MAINTENANCE | 풀다

뻣뻣한 새우등 타입
가슴을 크게 여는 호흡

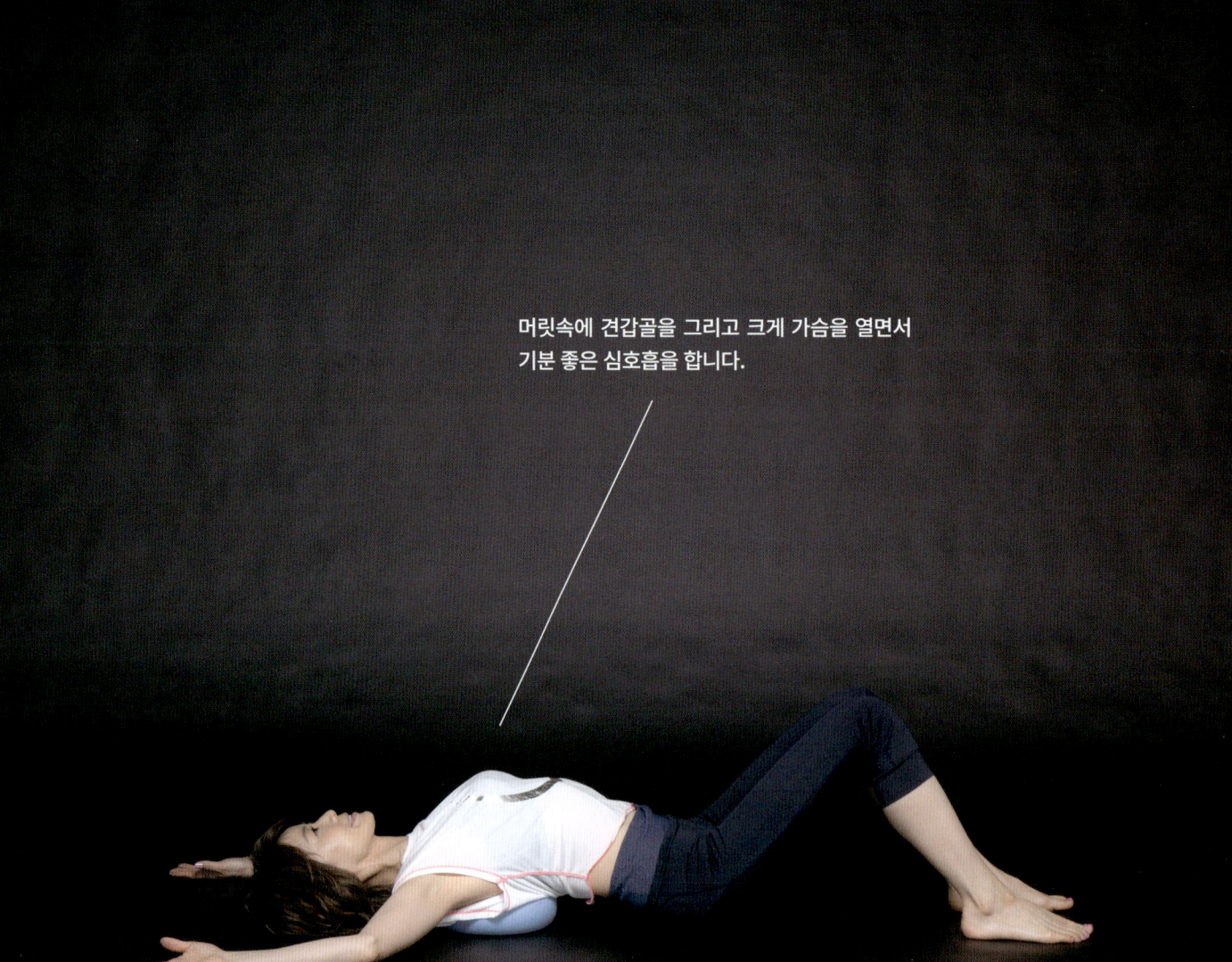

머릿속에 견갑골을 그리고 크게 가슴을 열면서
기분 좋은 심호흡을 합니다.

가슴을 크게 여는 호흡

등을 둥글리는 버릇 등으로 움츠러든 가슴을 크게 열어 기분 좋게 호흡해 봅시다.

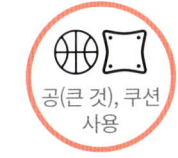
공(큰 것), 쿠션 사용

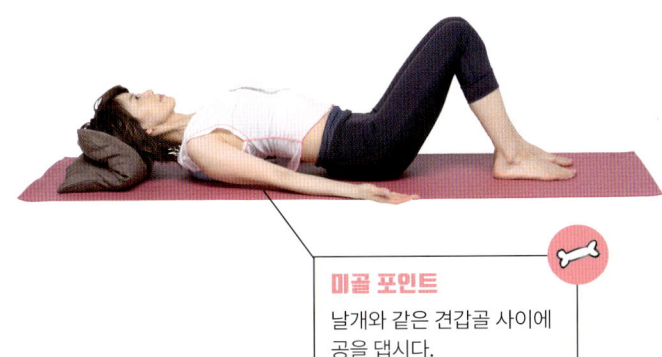

1

견갑골 사이에 공을 대고 위를 향해 눕는다. 무릎은 세운다.

미골 포인트
날개와 같은 견갑골 사이에 공을 댑시다.

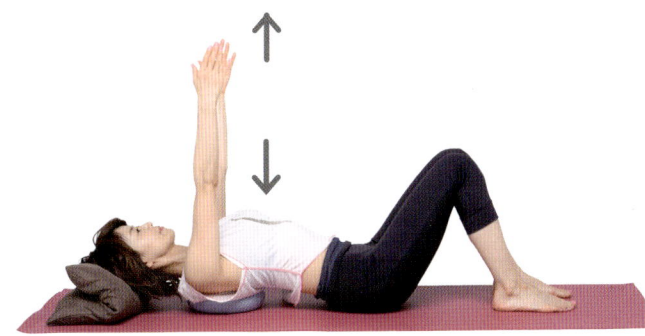

2

양손을 천장을 향해 올리고
견갑골을 닫으면서 사이에 공을 끼우고
열어서 놓아주거나 하면서 가볍게 움직인다.
손을 올리면 견갑골은 바깥으로,
내리면 견갑골은 안으로 움직인다.

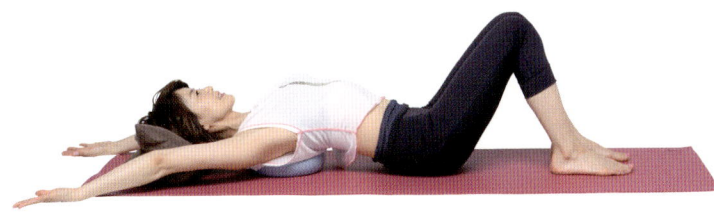

3

양손을 머리 위나 가슴 옆으로
크게 벌리고 기분 좋게 가슴을 열어
심호흡을 한다.
늑골을 새장처럼 이미지화하고
공을 조금씩 눌러가며 호흡한다.
천천히 3~4회 반복한다.

STEP 1. MAINTENANCE | 풀다

뻐근한 어깨 타입
___
어깨 주위 풀기

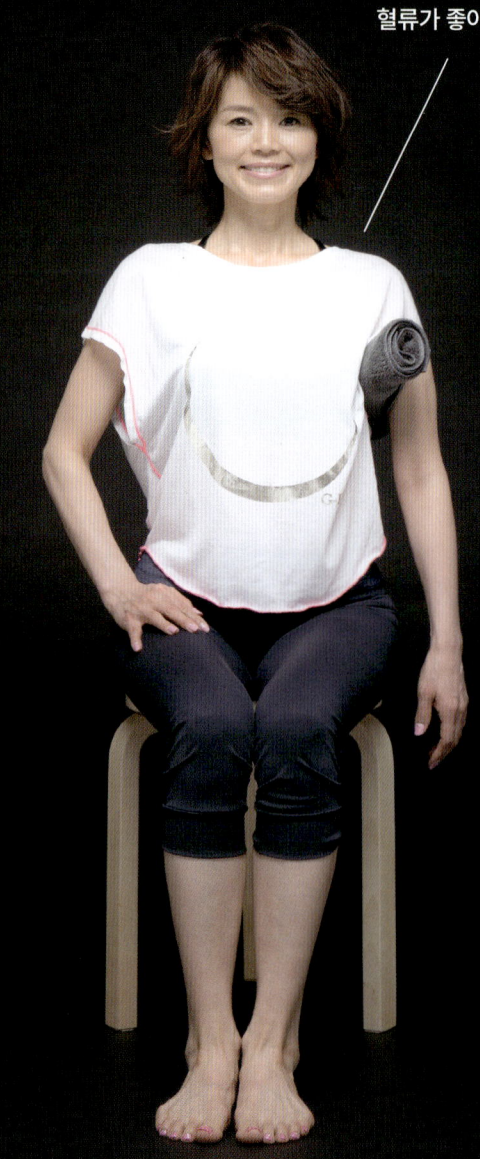

어깨 주위를 풀어주듯 움직이면
혈류가 좋아지고 팔이 가볍게 느껴질 거예요.

어깨 주위 풀기

장시간의 책상 업무 등으로 굳은 어깨의 관절을 천천히 풀 듯 움직입시다.

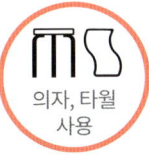
의자, 타월 사용

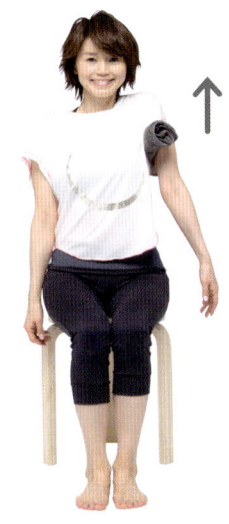

1

겨드랑이 아래에, 조금 딱딱하게 둥글린 타월을 단단히 끼우고 어깨를 올린다.

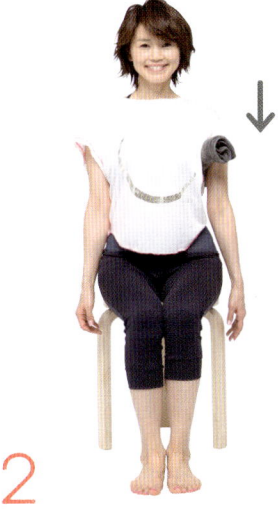

2

단단히 끼운 상태를 유지하며 어깨를 내린다.

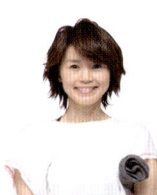

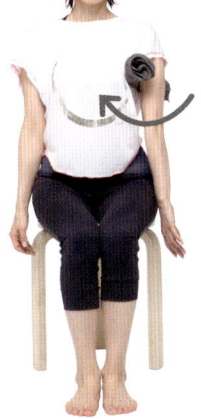

3

팔을 몸 안쪽으로 회전시켜 손등이 안쪽을 향하도록 하며 어깨를 안쪽으로 돌린다.

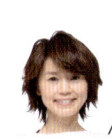

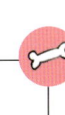
미골 포인트
손끝이 아닌 팔이 붙은 부분에 있는 뼈를 느끼면서 움직이자.

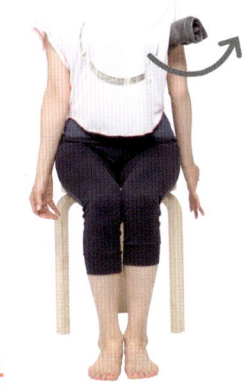

4

팔을 몸 바깥으로 회전시켜 손바닥이 바깥을 향하도록 하며 어깨를 바깥쪽으로 돌린다. 반대쪽도 마찬가지로 진행한다.

STEP 1. MAINTENANCE | 풀다

살찐 겨드랑이 타입
겨드랑이 아래 살 펴기

평소 잘 사용하지 않는
겨드랑이 아래 근육을
기분 좋게 펴보자.

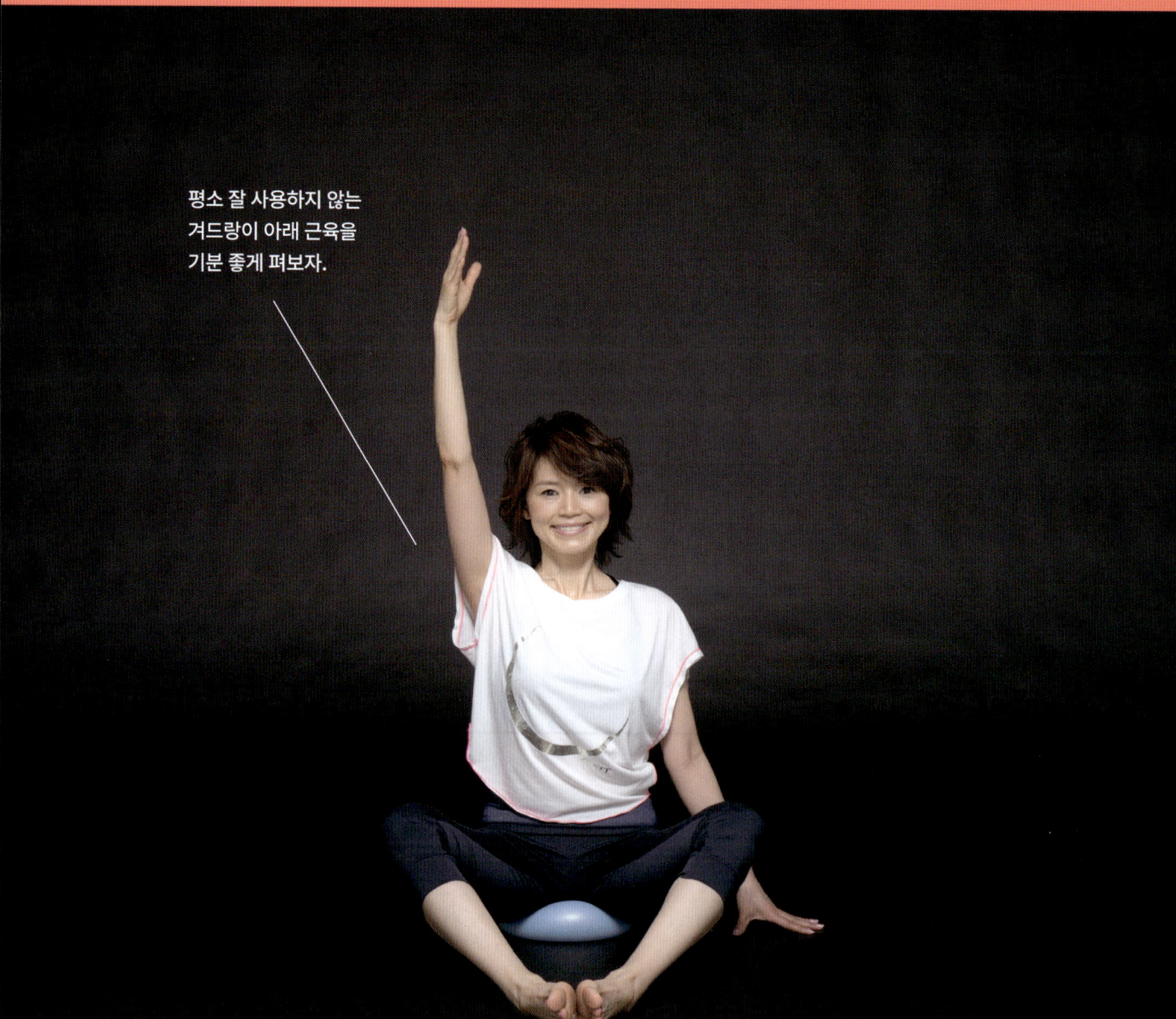

겨드랑이 아래 살 펴기

흔들거리는 겨드랑이 아래 살의 근육을 눈 뜨게 하여 미근 스위치를 넣을 준비를 해봅시다.

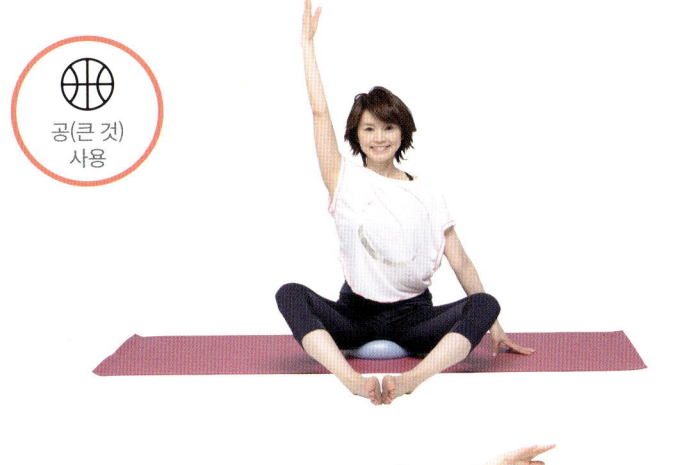

1

공 위에 앉아 오른손을 올린다.
무릎은 확 벌리고 발끝은 가볍게 모은다.
〈안쪽 허벅지 자극하는 호흡〉(70쪽)의
양동이 바닥에 공을 깔고 앉은
이미지를 그리며 진행한다.

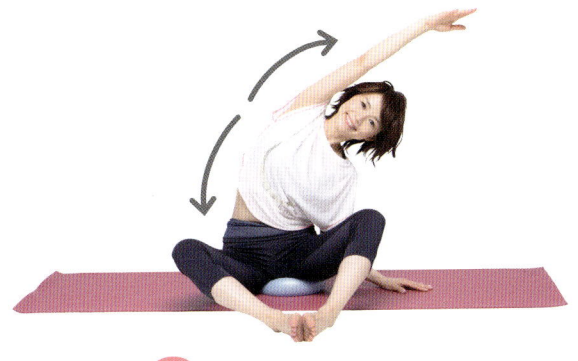

2

손을 올린 쪽의 좌골을 바닥에 내리면서
몸의 측면을 기분 좋게 편다.

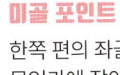

미골 포인트
한쪽 편의 좌골에서 손끝까지
무언가에 잡아 당겨지는
이미지를 그린다.

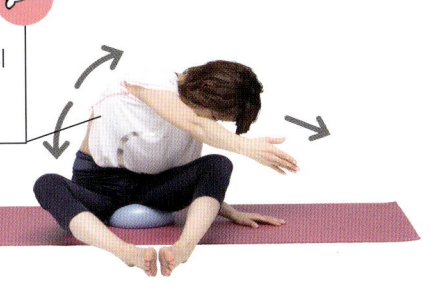

3

그 상태에서 골반을 뒤로 넘기면서
오른손을 왼쪽 무릎이 있는 방향으로
비스듬하게 앞으로 편다.

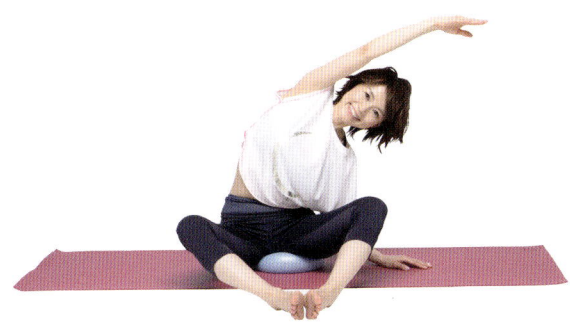

4

2번의 포지션으로 돌아가 편 오른손을
천천히 내린다. 반대쪽도 마찬가지로
진행한다.

미골 필라테스로
몸도 마음도 아름답게 바뀐 여성의 이야기

CASE
1

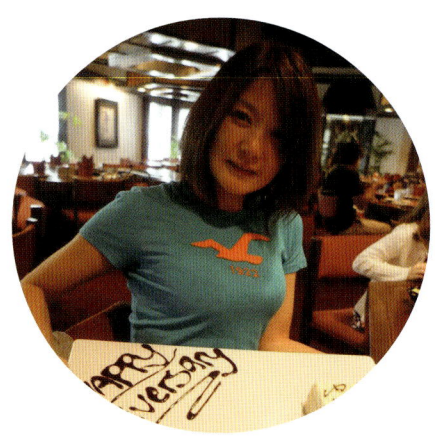

몸이 부드럽게,
표정이 밝고 아름답게 바뀌었어요.

Y.C 씨, 42세

제가 미골 필라테스를 시작한 것은 33세의 봄이었습니다. 저는 그때까지 운동 경험이 전혀 없었고 주변에서 제 나이보다 조금 어른스러운 인상이라는 평을 받았었습니다. 처음엔 움직임도 딱딱하고, 직선적인 움직임밖에 못 했지만, 서서히 굳어 있던 부분이 풀어지며 몸이 부드러워졌습니다. 그리고 무엇보다도, 제 몸의 변화를 느끼게 되자, 동시에 마음도 편안해지면서 표정이 밝아져 본래 가지고 있던 저만의 아름다움을 찾을 수 있게 되었습니다.

미골 필라테스를 시작한 후, '꾸준한 운동으로 자신과 마주함으로써 몸은 바뀐다.'라는 것을 직접 체험함으로써 일상에서도 어떤 일이든, 어떤 상황에서든 끝까지 포기하지 않는 습관을 가지게 되었습니다.

지금은 일상에서 새로운 행복을 찾고, 특히 40세 전후의 운동을 늦게 시작하시는 분들에게 희망과 용기를 전달하고 있습니다.

STEP 2

STRETCHING
펴다

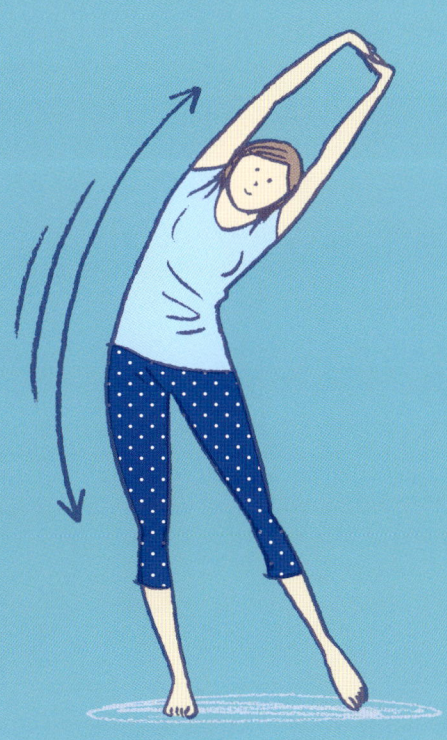

STEP 2. STRETCHING | 펴다

처진 뱃살 타입
허리 펴기 트위스트

몸의 안쪽부터 전신의 공간이 넓어지듯
기분 좋게 펴 봅시다.

허리 펴기 트위스트

STEP 1에서 풀어져 조금 공간이 생긴 허리를 더욱 펴 갑시다.
가슴을 열고 몸 전체의 늘어남이 기분 좋게 느껴지는 것이 포인트.

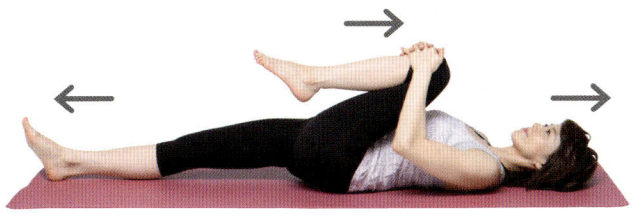

1
위를 향해 누워
왼쪽 무릎을 양손으로 감싼다.

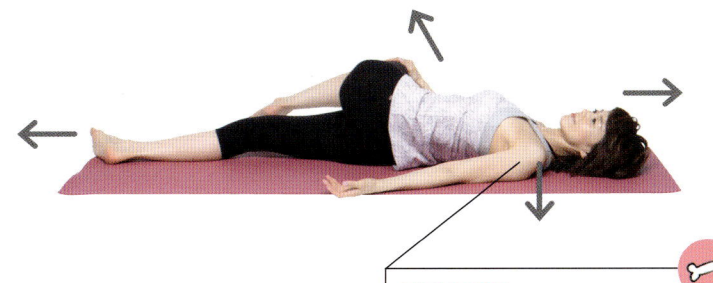

2
왼손을 편안하게 내려 펴고
오른손은 그 무릎에 놓고
천천히 허리를 비틀 듯 쓰러뜨린다.

미골 포인트
왼쪽 어깨가 매트에서 뜨지 않도록
가슴을 열어 기분 좋게
허리가 늘어나는 것을 느끼자.

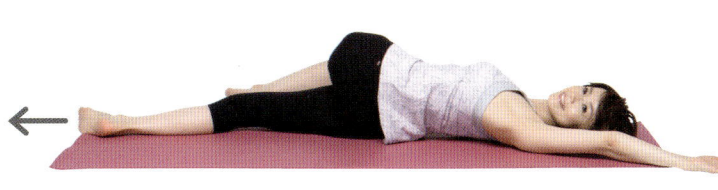

3
내린 왼손을 비스듬히 위로 뻗어서
몸 전체가 길게 늘어나는 것을 느낀다.
반대쪽도 마찬가지로 진행한다.

STEP 2. STRETCHING | 펴다

뚱뚱한 허벅지 타입
볼록한 아랫배 펴기

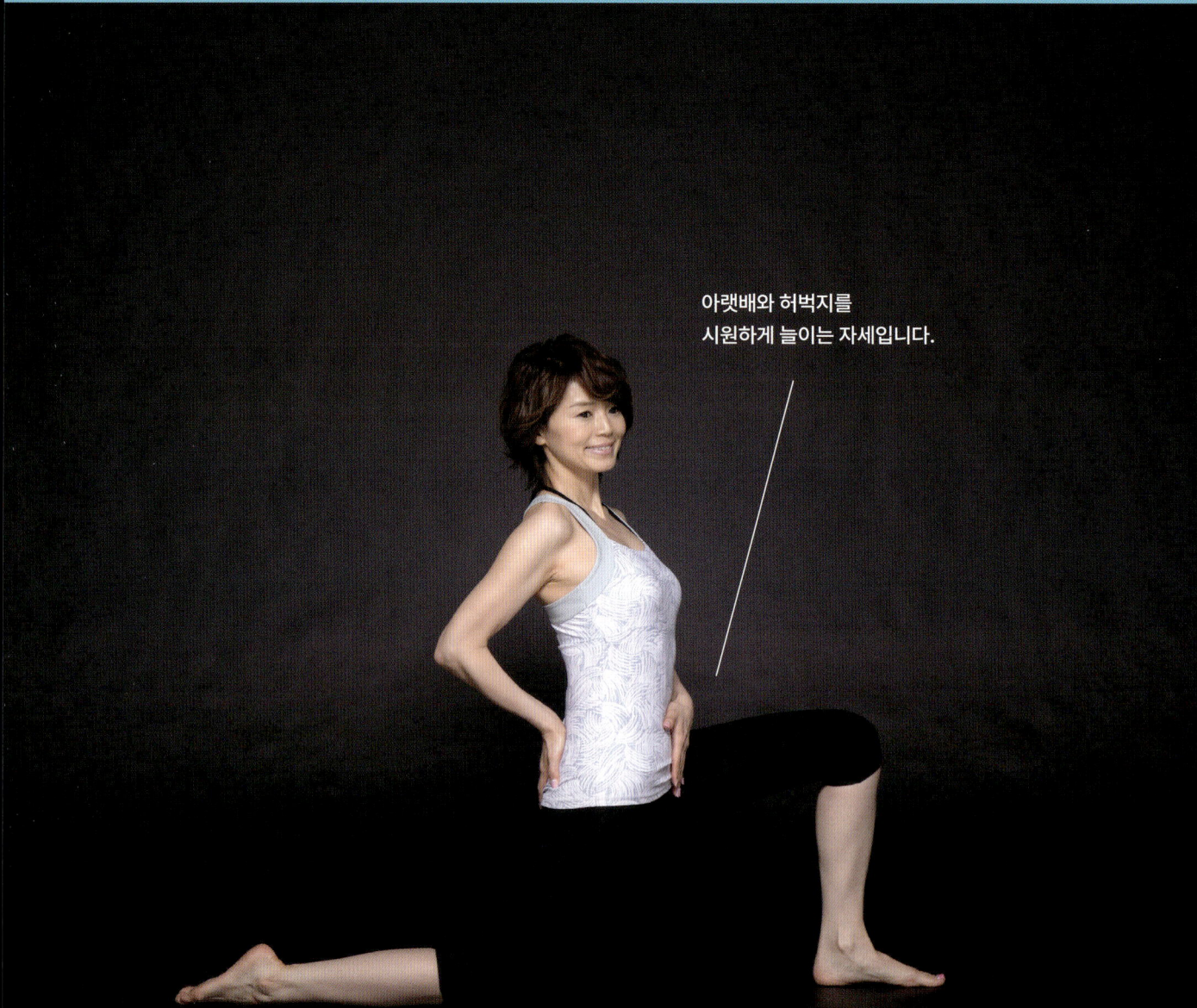

아랫배와 허벅지를
시원하게 늘이는 자세입니다.

볼록한 아랫배 펴기

빵빵해지기 쉬운 앞 허벅지에서 서혜부에 걸쳐 있는 '다리 올리는 근육'을 기분 좋게 늘여 갑시다.

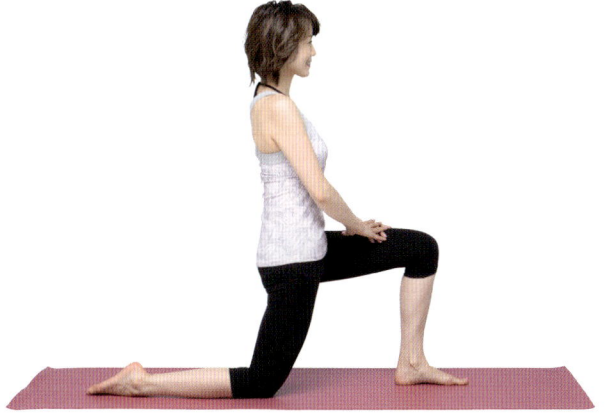

1

왼쪽 다리를 한 발짝 앞으로 하여 90도로 세운다.

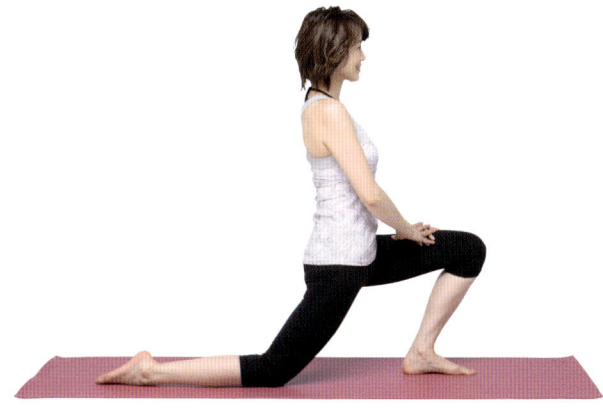

2

그대로 앞발에 중심을 조금 싣는다.

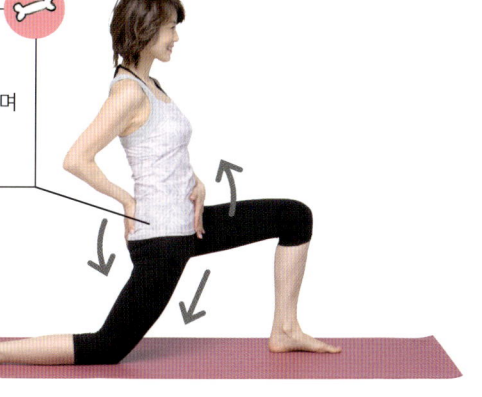

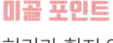

미골 포인트
허리가 휘지 않도록 배와 엉덩이에 힘을 조금씩 넣어가며 어디가 늘어나고 있는지 느끼면서 진행해 보자.

3

그 상태에서 엉덩이의 미골을 감아 넣듯 골반을 조금 뒤로 기울이면서 서혜부와 앞 허벅지 근처를 편다. 반대쪽도 마찬가지로 진행한다.

STEP 2. STRETCHING | 펴다

납작한 엉덩이 타입
딱딱한 엉덩이 펴기

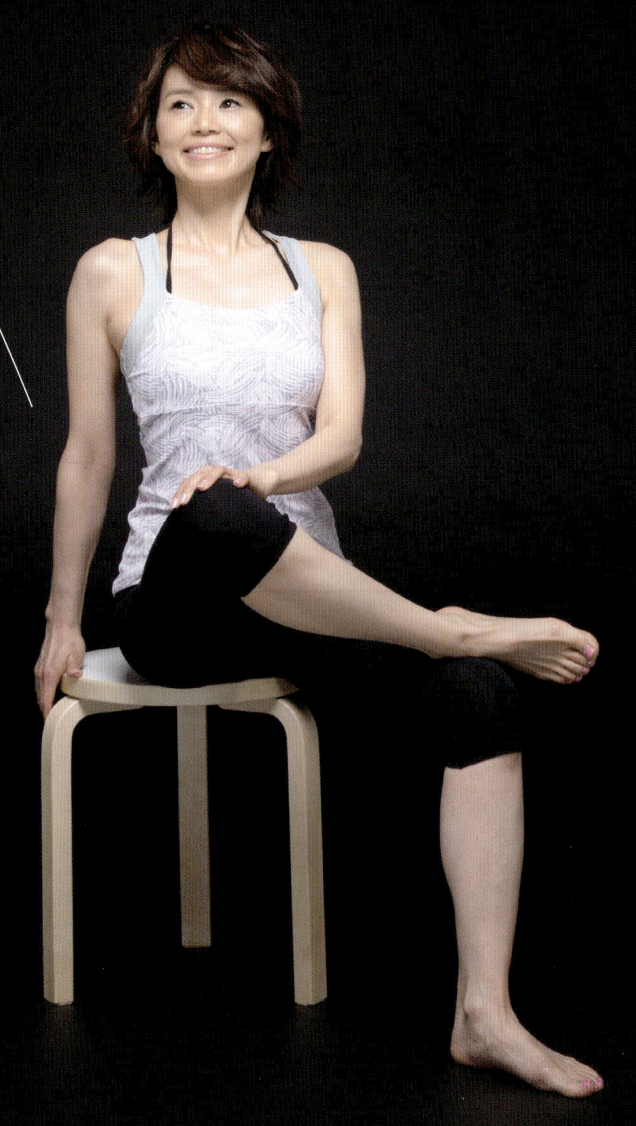

굳어 있던 엉덩이 근육이
서서히 풀어지는 것을 느끼자.

딱딱한 엉덩이 펴기

모양이 예쁜 엉덩이를 만들기 위해서도 엉덩이의 탄력성을 되돌리는 스트레칭을 추천합니다.

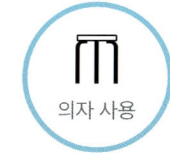
의자 사용

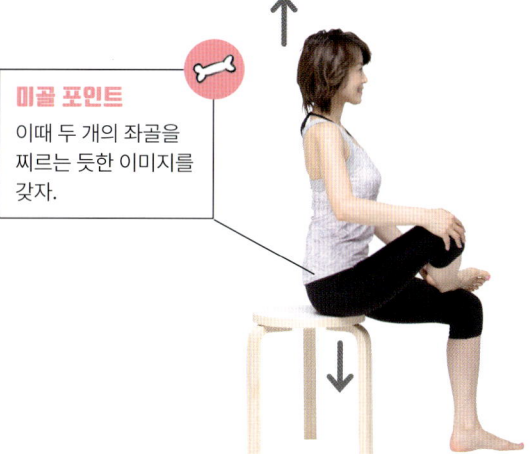

미골 포인트
이때 두 개의 좌골을 찌르는 듯한 이미지를 갖자.

1
의자에 앉아 오른쪽 발목을 왼쪽 무릎 위에 올려 무릎을 확 꺾어 바깥으로 넘어뜨린다.

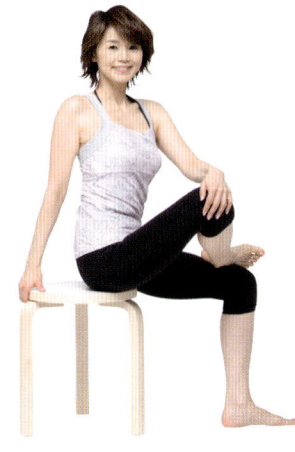

2
그대로 척추를 펴면서 상반신을 오른쪽으로 비튼다.
무릎의 위치는 움직이지 않는다.

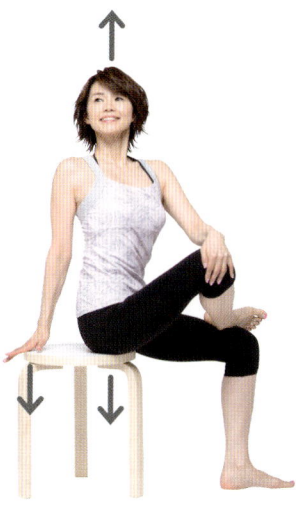

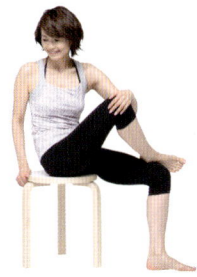

NG
몸이 굽혀져서 웅크린 자세가 되지 않도록 주의한다.

3
그 상태에서 오른손으로 의자를 누르면서 좌골부터 머리끝까지 늘어나는 느낌으로 편다. 반대쪽도 마찬가지로 진행한다.

STEP 2. STRETCHING | 펴다

늘어진 허벅지 타입
안쪽과 바깥쪽 허벅지 늘이기

안쪽 허벅지와 바깥 허벅지가 늘어나면
고관절의 움직임이 편해진다!

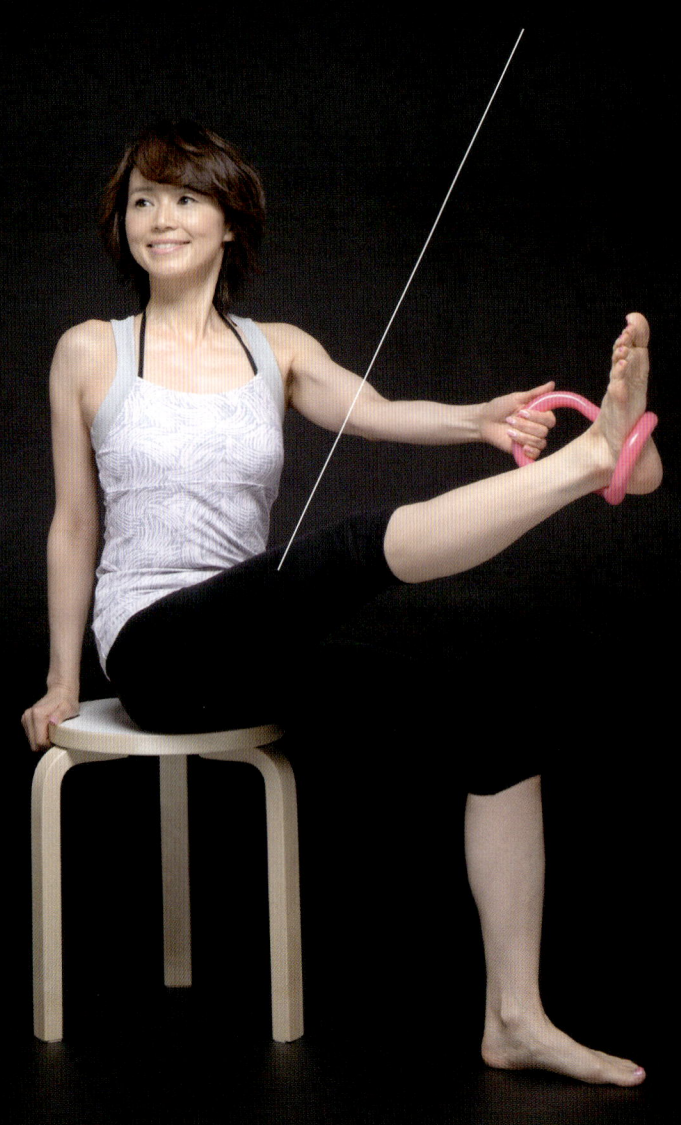

안쪽과 바깥쪽 허벅지 늘이기

고관절의 움직임을 부드럽게 하기 위해 안쪽 허벅지와 바깥 허벅지를 펴서
쾌적한 고관절의 공간을 만들어 갑니다. 웨이브 스트레칭 링이 없다면 타월로도 충분합니다.

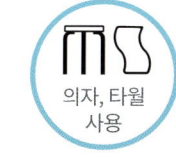
의자, 타월 사용

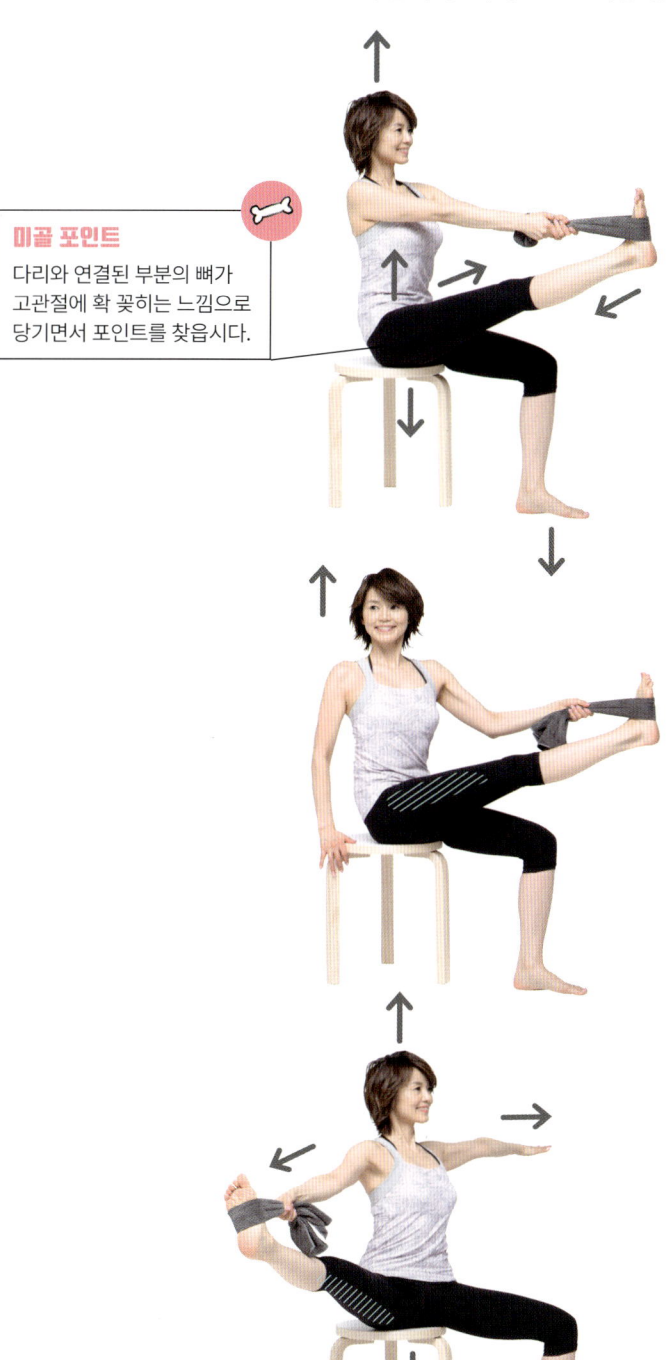

미골 포인트
다리와 연결된 부분의 뼈가
고관절에 확 꽂히는 느낌으로
당기면서 포인트를 찾읍시다.

1
의자에 앉아 오른쪽 발바닥에
타월을 걸고 다리를 쭉 펴서
허벅지 뒤, 무릎 뒤를 늘인다.

2
그대로 타월을 왼손으로 쥐고
오른쪽 다리를 안쪽으로 당기면서
허벅지 바깥쪽이 늘어나는 것을 느낀다.

3
이번엔 타월을 오른손으로 쥐고
오른쪽 다리를 바깥쪽으로 벌려 간다.
왼손을 대칭으로 뻗어 균형을 잡고
허벅지 안쪽이 서서히 늘어나는 것을
느낀다. 반대쪽도 마찬가지로 진행한다.

STEP 2. STRETCHING | 펴다

뻣뻣한 새우등 타입
새우등 펴기

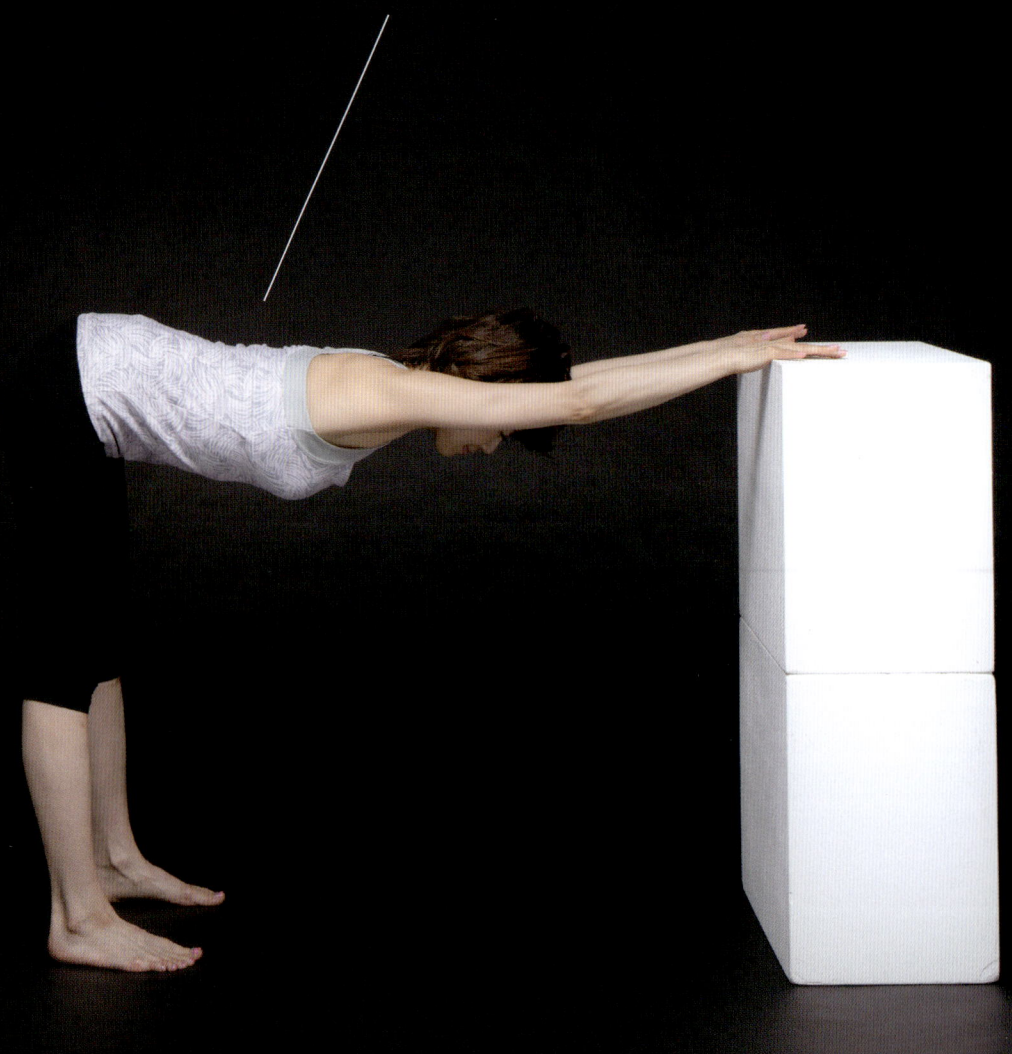

척추 공간을 느끼며 서서히 늘여 보자.

새우등 펴기

고양이의 몸짓처럼 몸을 둥글리거나 펴면서 24개의 척추의 추골을 하나하나 늘여 갑시다.

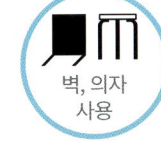
벽, 의자 사용

미골 포인트
머리부터 두 개의 좌골까지 잡아 늘여지는 듯한 이미지를 그리며 공간을 만든다.

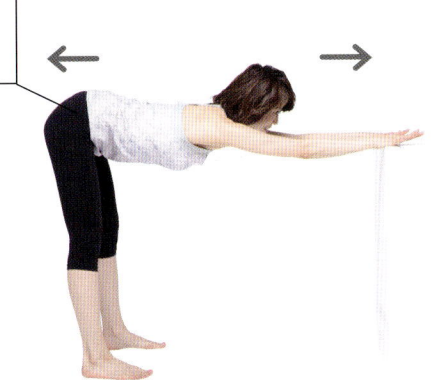

1
벽이나 의자, 테이블 끝 등에 양손을 두고 척추를 기분 좋게 늘이듯 다리를 벌린다.

미골 포인트
척추 전체가 둥글어지면 배와 겨드랑이 아래에 조금 힘을 넣어 다시 척추의 공간을 느낀다. 세탁물의 주름을 펴듯 끝과 끝을 맞당긴다.

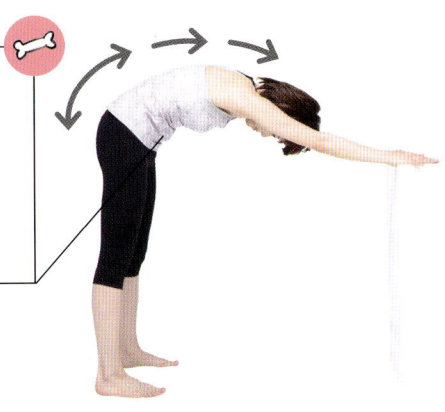

2
척추의 꼬리뼈 쪽부터 머리끝까지 천천히 부드럽게 둥글린다.

자세가 힘들다면

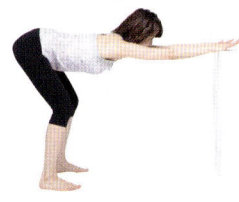
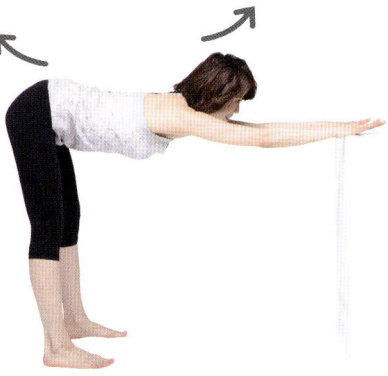

가볍게 무릎을 굽혀도 괜찮으니 척추를 기분 좋게 늘이는 것에 포커스를 맞추자.

3
다시 꼬리뼈 쪽부터 천천히 늘여 1번의 포지션으로 돌아간다.

STEP 2. STRETCHING | 펴다

뻐근한 어깨 타입
견갑골 스트레칭

견갑골을 천천히 움직이며
어깨 주위의 혈류가 좋아지는 것을 느끼자.

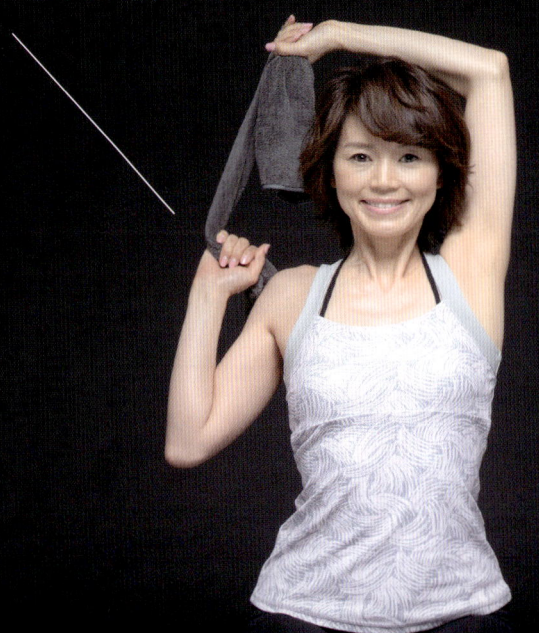

견갑골 스트레칭

견갑골을 천천히 움직여봅시다.

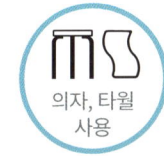
의자, 타월 사용

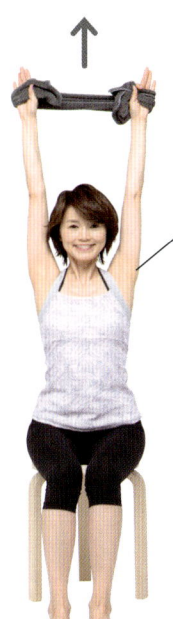

미골 포인트
이때 어깨는 릴랙스하여 목을 길게 유지하자.

1
타월을 서로 맞당기며 어깨 폭으로 쥐고 만세 한다.

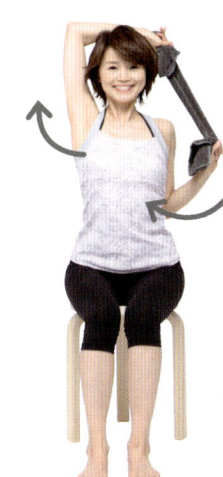

2
타월을 서로 잡아당기는 장력을 유지한 채 팔을 머리 뒤로 넘겨 왼쪽 아래로 당기고 오른쪽 팔꿈치를 굽힌다.

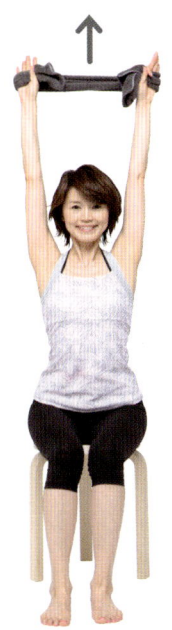

3
1번의 포지션으로 돌아간다.

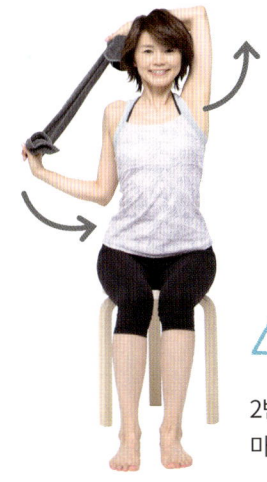

4
2번과 반대 방향인 오른쪽으로 마찬가지로 진행한다.

STEP 2. STRETCHING | 펴다

살찐 겨드랑이 타입
겨드랑이와 등 스트레칭

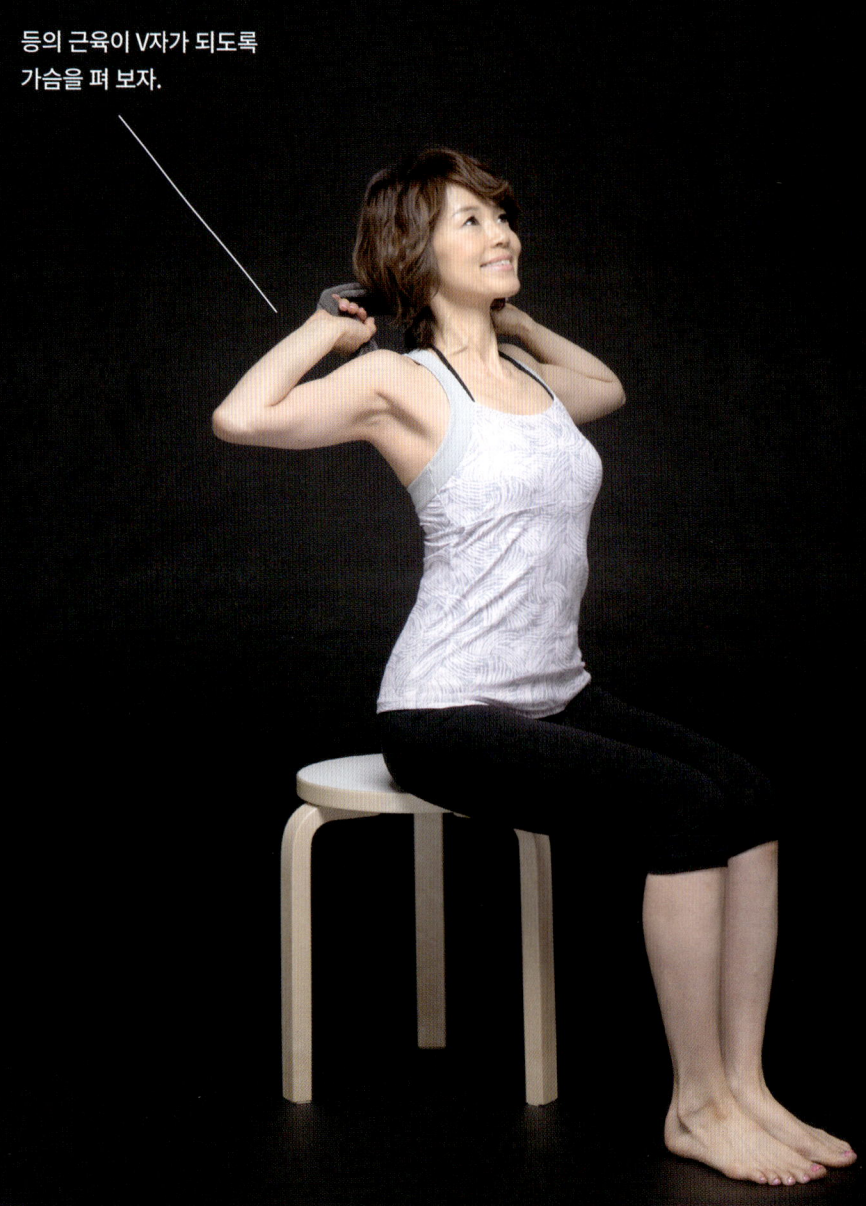

등의 근육이 V자가 되도록
가슴을 펴 보자.

겨드랑이와 등 스트레칭

평소 움직이지 않는 겨드랑이 아래 살과 포동포동한 등을 제대로 움직입시다. 한 번에 혈류가 좋아집니다.

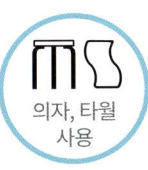
의자, 타월 사용

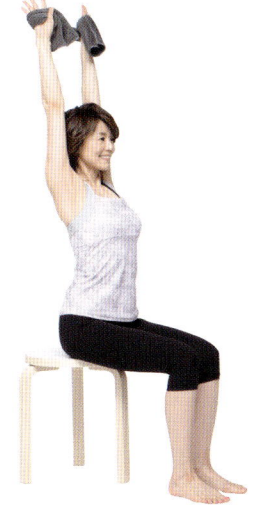

1
타월을 맞당기며 어깨 폭으로 쥐고 만세 한다.

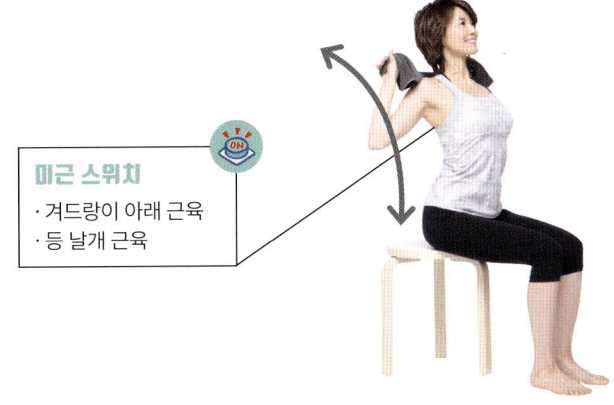

미근 스위치
· 겨드랑이 아래 근육
· 등 날개 근육

2
타월을 서로 잡아당기는 장력을 유지한 채 뒤로 당겨 등을 아치 상태로 늘인다.

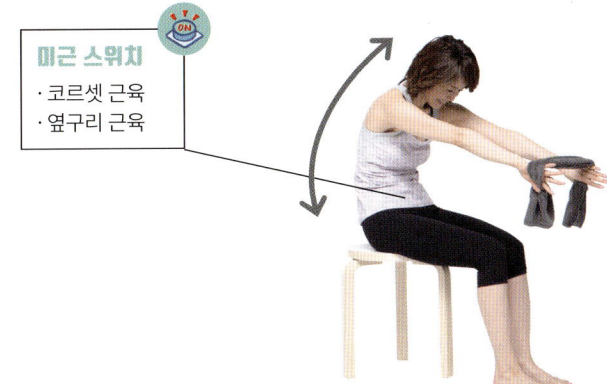

미근 스위치
· 코르셋 근육
· 옆구리 근육

3
숨을 내뱉으면서 배에 힘을 넣어 등 전체를 둥글려 늘인다.

미골 필라테스로
몸도 마음도 아름답게 바뀐 여성의 이야기

CASE
2

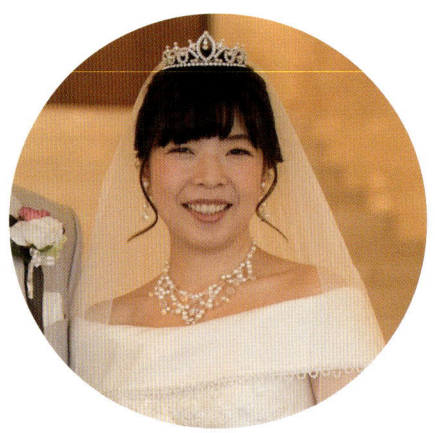

필라테스는 움직이는 명상!
쓸데없는 고민이 사라졌습니다.

M.M 씨, 39세

저는 다양한 운동을 계속해왔지만 깊게 빠져들지는 못했었습니다. 꾸준하게 하면 분명히 좋은 성과가 있을 것임을 알고 있었지만 어떻게 해도 더 집중하고 파고들기가 어려웠고, 그것은 나의 몸에 대한 애정이 부족하기 때문이라고 생각했습니다.

미골 필라테스를 시작하고 가장 크게 바뀐 것은 '헤매지 않게 되었다.'는 것입니다. 내 몸의 구석구석을 느끼고 대화하면서 움직임으로써 지금 내가 원하고 있는 것이 무엇인지를 알게 되었습니다. 내 몸을 알고, 움직이면서, 내가 원하는 부위의 운동을 선택할 수 있다는 건 새로운 경험이었습니다.

저는 미골 필라테스는 '움직이는 명상'이라고 말합니다. 지금 내 몸의 여기가 움직이고 있구나, 오늘은 여기가 피곤하니 이렇게 움직이자, 이런 식의 내 몸과의 대화를 통해 잡념이 사라지고 내 몸과 마음을 진심으로 마주할 수 있게 되었습니다.

STEP 3

EXERCISE
잇다

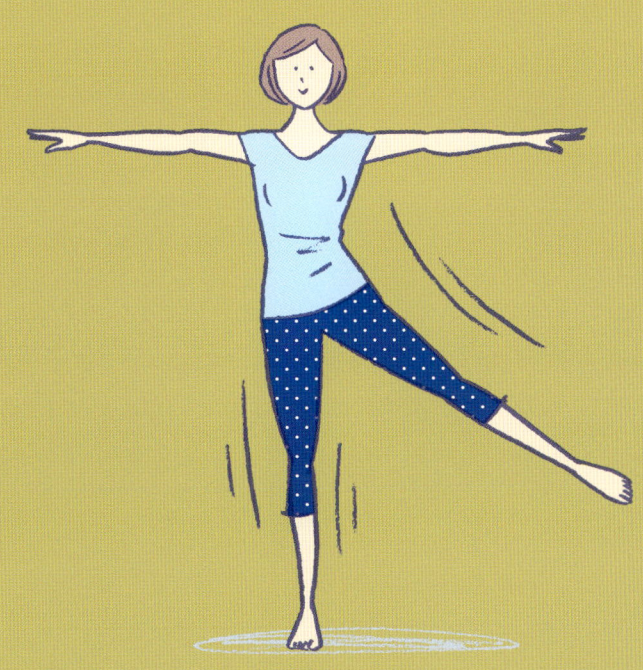

STEP 3. EXERCISE | 잇다

처진 뱃살 타입
허리 늘이기

코르셋 근육을 긴장시키면서
몸이 위아래로 늘어나는 느낌을 느껴보자.

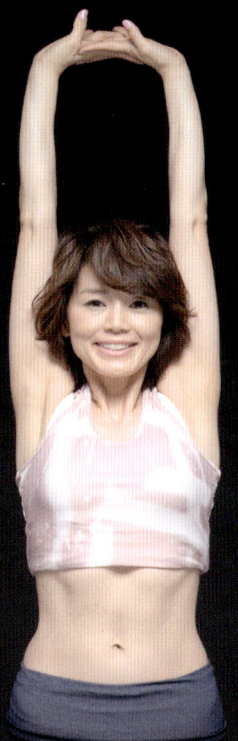

허리 늘이기

마치 공중에 매달려 있는 듯한 이미지로 점점 허리의 공간이 만들어져 갑니다.
핫 하고 숨을 내뱉음으로써 허리를 지키는 '코르셋 근육'의 스위치를 ON 합시다.

타월 사용

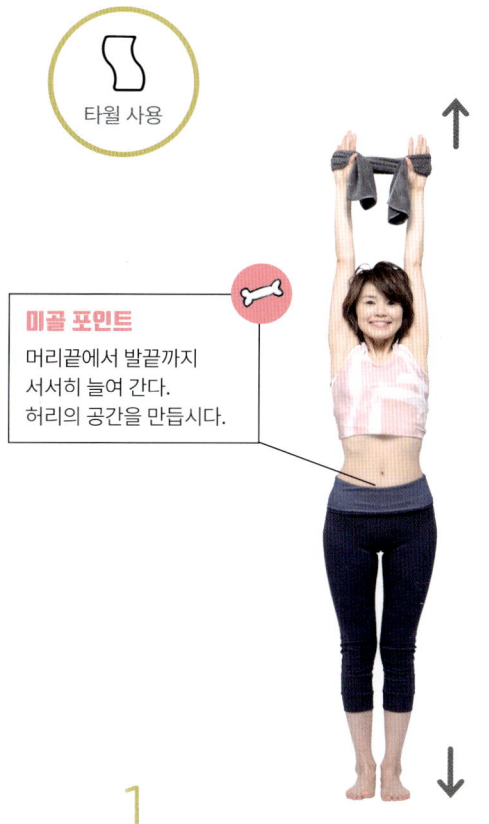

미골 포인트
머리끝에서 발끝까지
서서히 늘여 간다.
허리의 공간을 만듭시다.

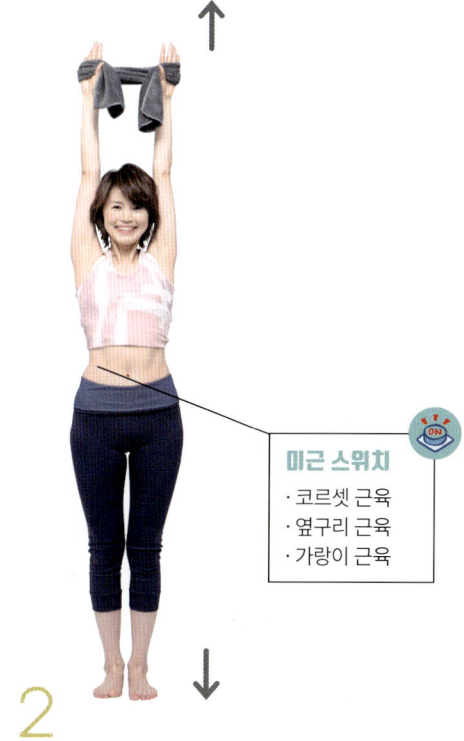

미근 스위치
· 코르셋 근육
· 옆구리 근육
· 가랑이 근육

1
타월을 맞당겨 어깨 폭으로 쥐고
숨을 들이마시면서 만세를 하여 크게 늘인다.
발뒤꿈치는 들어 올리지 않는다.

2
늘인 자세를 유지하며 핫 하고
깊게 숨을 뱉어 내고, 전부 내뱉은 다음에
배 안이 꽉 조여지는 것을 느낀다.

NG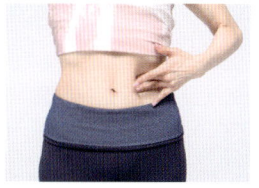

손가락으로 누르면 탄력이
없이 쑥 들어간다.

OK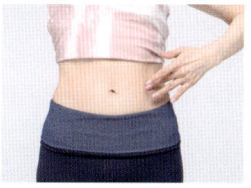

손가락으로 누르면 팽팽한
탄력이 느껴진다.

단순히 모든 숨을 내뱉어
배 속에 공간이 없이
움푹 들어가게 하는 것이 아니라,
배 속에 작은 풍선을 부풀리듯
복부의 압력을 높이는 이미지를 떠올린다.

STEP 3. EXERCISE | 잇다

뚱뚱한 허벅지 타입

배 끌어 올리는 포지션

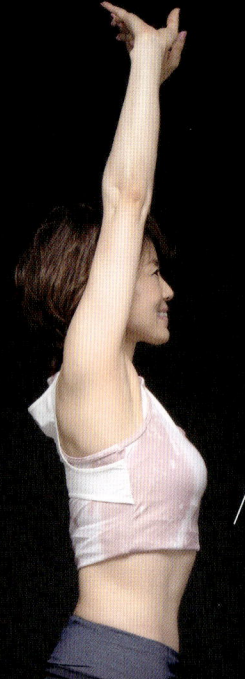

배를 쭉 끌어 올려
발레리나처럼 가볍게 움직이자.

배 끌어 올리는 포지션

제대로 허리가 펴지면 '다리 올리는 근육'과 '엉덩이 근육'의 스위치가 들어가는 것을 느낄 수 있을 거예요.

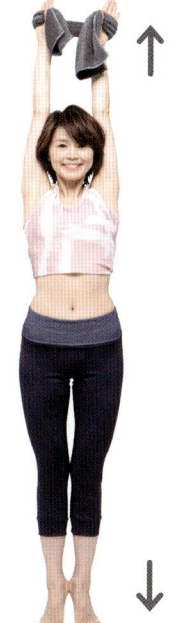

타월 사용

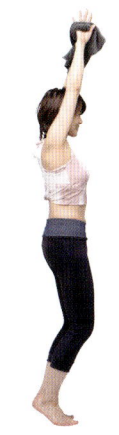

NG
무릎을 굽히거나
허리가 둥글어지면
허벅지나 장딴지가
땡땡해지므로 주의!

1
〈허리 늘이기〉(96쪽)'와 같은 동작으로 움직이면서 발뒤꿈치를 들어 발끝을 세운다.

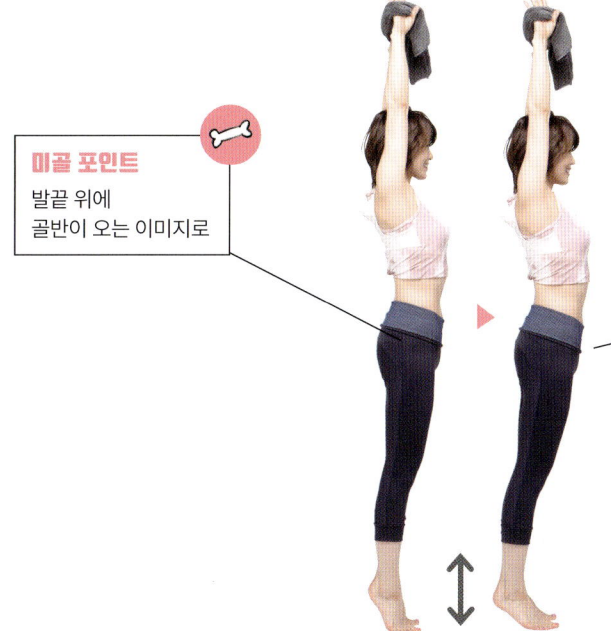

미골 포인트
발끝 위에
골반이 오는 이미지로

미근 스위치
· 다리 올리는 근육
· 엉덩이 근육
· 코르셋 근육
· 가랑이 근육

2
배와 엉덩이를 끌어 올리듯 무릎 뒤를 제대로 늘이면서 발뒤꿈치를 올렸다 내렸다 한다.

STEP 3. EXERCISE | 잇다

납작한 엉덩이 타입
엉덩이 업다운

아름다운 엉덩이를 목표로
엉덩이 근육을 눈 뜨게 하자.

엉덩이 업다운

풀고, 늘여서 부드러워진 엉덩이를 몸의 중심축과 연결해 갑니다.
정성스레 몸 전체를 컨트롤하면서 움직여 갑시다.

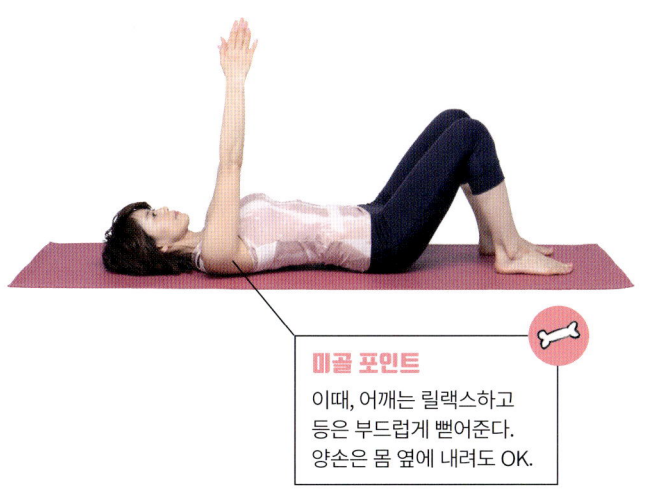

1

위를 보고 누워 무릎을 허리 폭으로
벌리고 양손을 똑바로 올린다.

미골 포인트
이때, 어깨는 릴랙스하고
등은 부드럽게 뻗어준다.
양손은 몸 옆에 내려도 OK.

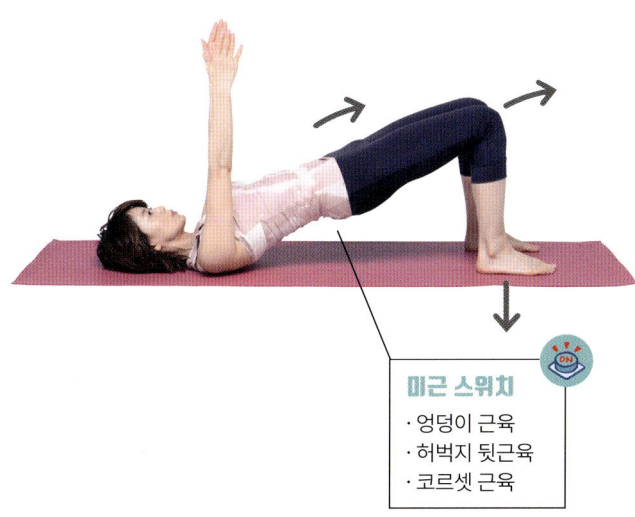

2

등을 늘인 채 엉덩이를 들어 올린다.

미근 스위치
· 엉덩이 근육
· 허벅지 뒷근육
· 코르셋 근육

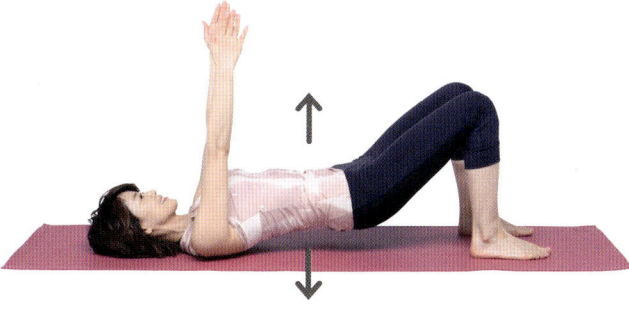

3

몸의 중심축을 코르셋처럼
가볍게 조인 채,
엉덩이를 올렸다 내렸다 4~8회 반복한다.

STEP 3. EXERCISE | 잇다

늘어진 허벅지 타입
안쪽 허벅지 붙여서 업다운

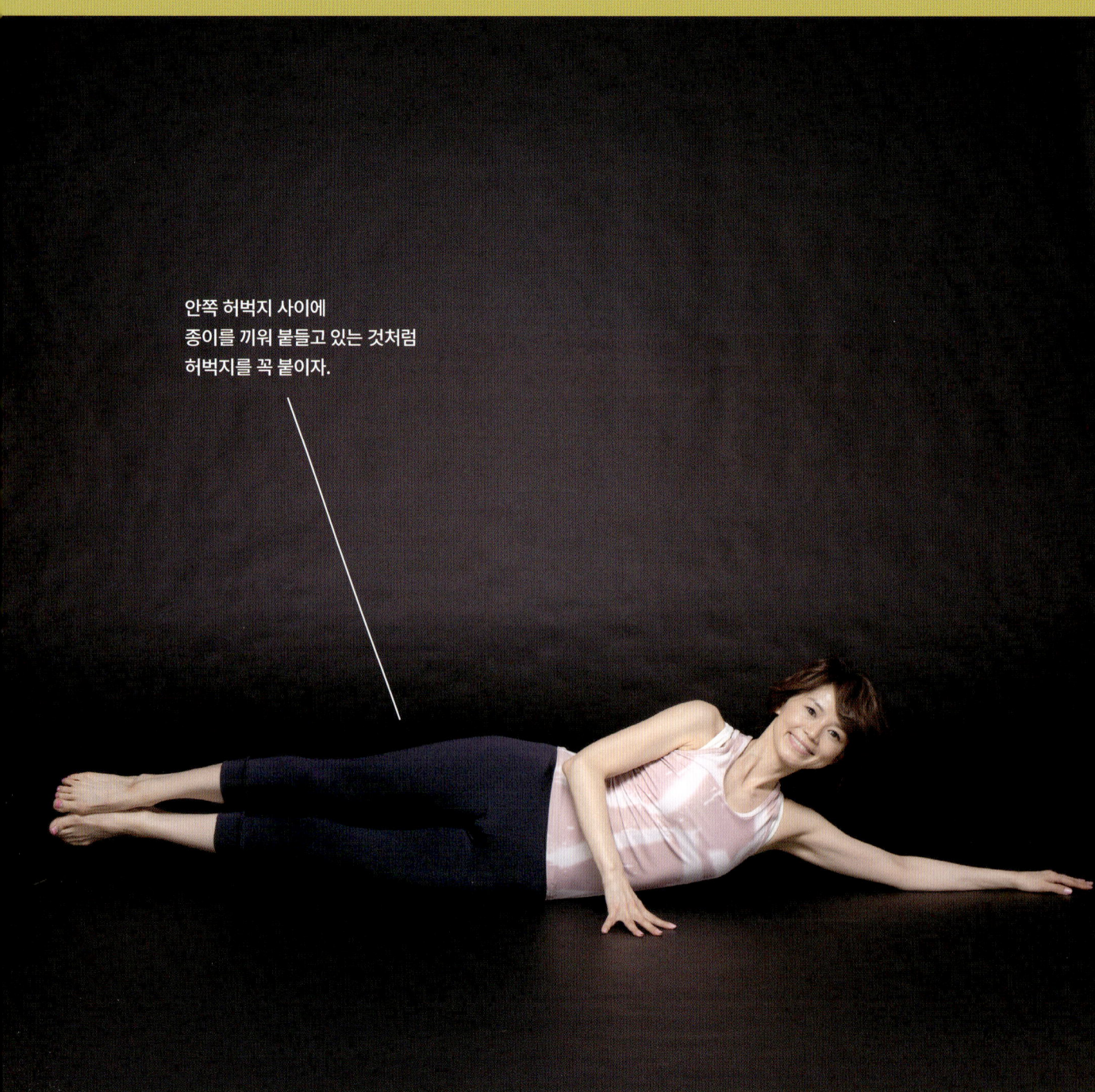

안쪽 허벅지 사이에
종이를 끼워 붙들고 있는 것처럼
허벅지를 꼭 붙이자.

안쪽 허벅지 붙여서 업다운

안쪽 허벅지와 골반을 연결하는 이미지를 그리면서
마치 인어가 유영하는 것처럼 편안하게 움직입니다.

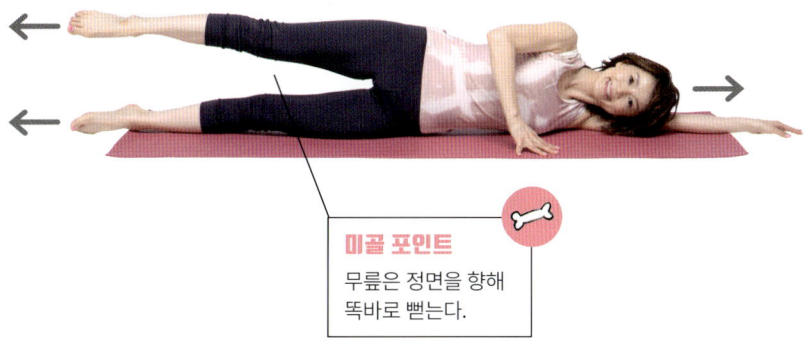

1

옆으로 누워 위쪽의 다리를
허리 높이까지 올린다.

미골 포인트
무릎은 정면을 향해
똑바로 뻗는다.

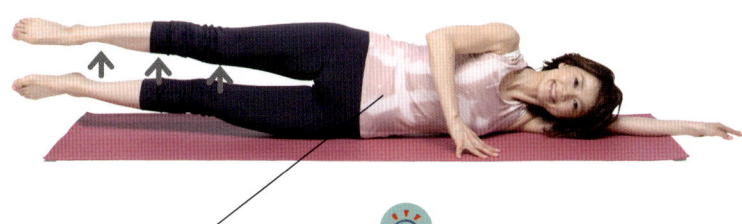

2

아래쪽 다리를 들어 위쪽 다리에
붙이듯 올린다.
인어의 꼬리처럼 안쪽 허벅지를
조이고 쭉쭉 움직인다.

미근 스위치
· 안쪽 허벅지 근육
· 옆구리 근육
· 가랑이 근육
· 엉덩이 근육
· 코르셋 근육

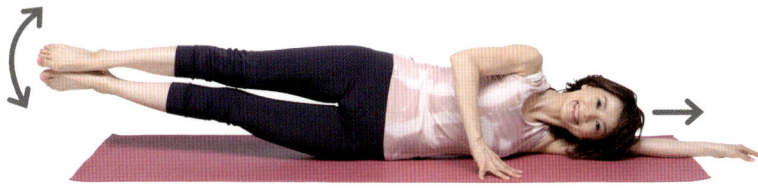

3

아래의 다리를 위 다리에 붙인 채
양다리를 올렸다 내렸다 4~8회
반복한다. 몸의 방향을 반대로
바꿔서 마찬가지로 진행한다.

STEP 3. EXERCISE | 잇다

뻣뻣한 새우등 타입
팔다리 들어 옆구리 늘이기

몸의 중심으로부터 한 팔과 한 다리가
뻗어가는 이미지를 그리면서
몸이 가벼워지는 걸 느껴 보자!

팔다리 들어 옆구리 늘이기

기분 좋게 다리가 뻗어지는 포인트와 몸의 중심을 느끼면서 움직여보자.

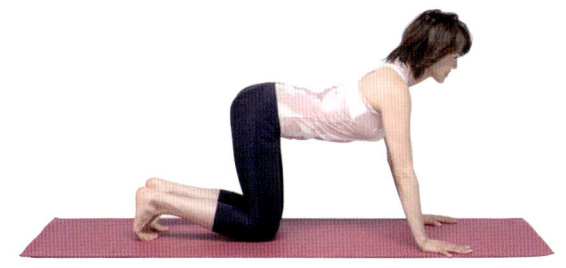

1

어깨너비로 팔을 뻗어 바닥에 대고 머리부터 꼬리뼈까지 곧게 펴는 이미지를 그리며 무릎을 대고 엎드린다.

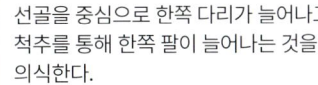

미골 포인트
선골을 중심으로 한쪽 다리가 늘어나고 척추를 통해 한쪽 팔이 늘어나는 것을 의식한다.

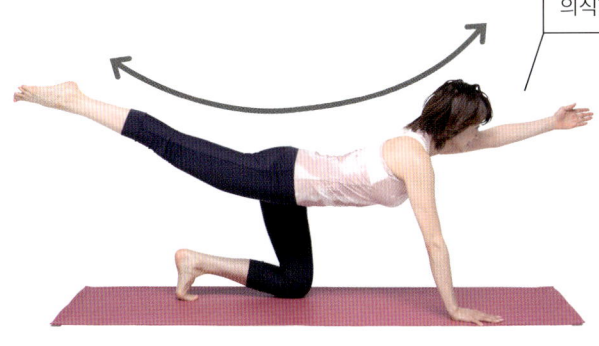

2

몸이 흔들리거나 자세가 틀어지지 않도록 균형을 잡으면서 왼팔과 오른다리를 함께 올려 곧게 뻗는다.

NG
미근 스위치를 의식하여 켜지 않으면 연결되는 곳이 없어져 휘청대기 쉽다.

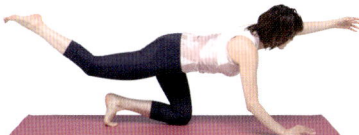

미근 스위치
- 옆구리 근육
- 코르셋 근육
- 다리 올리는 근육

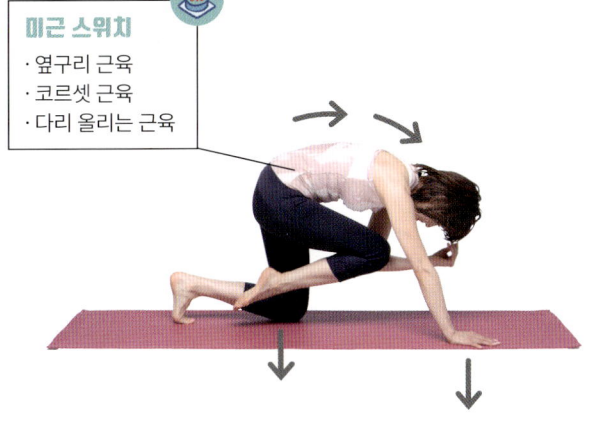

3

뻗었던 팔과 다리를 몸 안쪽으로 가져오면서 허리와 척추를 천천히 둥글린다. 〈새우등 펴기〉(88쪽)의 움직임처럼 척추 공간을 느낀다. 2번과 3번의 과정을 4~8회 반복하고, 뻗는 팔과 다리를 바꿔서 반대쪽도 마찬가지로 진행한다.

STEP 3. EXERCISE | 잇다

뻐근한 어깨 타입

어깨 끌어당겨 펴기

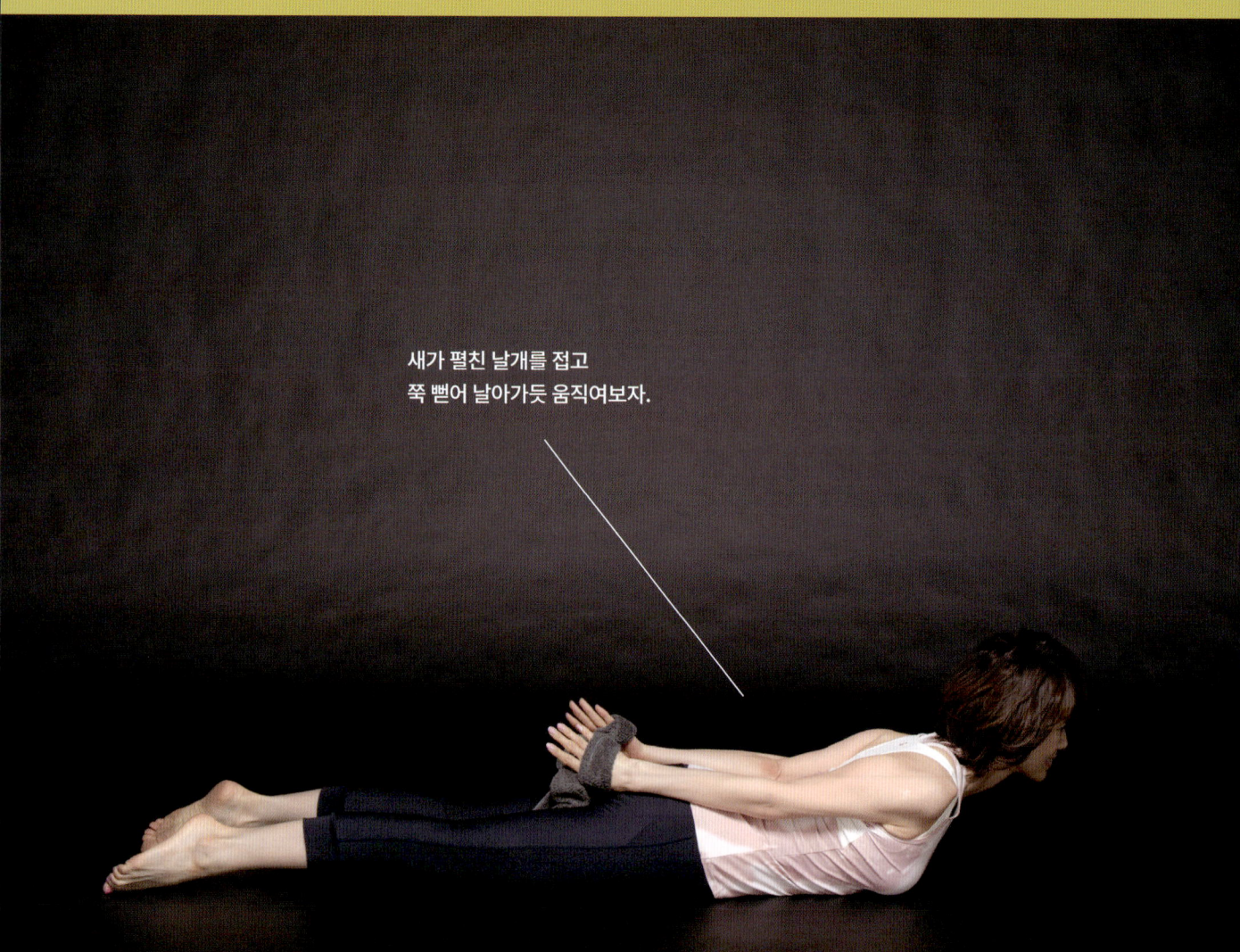

새가 펼친 날개를 접고
쭉 뻗어 날아가듯 움직여보자.

어깨 끌어당겨 펴기

견갑골의 이상적인 포지션을 찾으면 목부터 어깨가 시원하게 길어집니다.

타월 사용

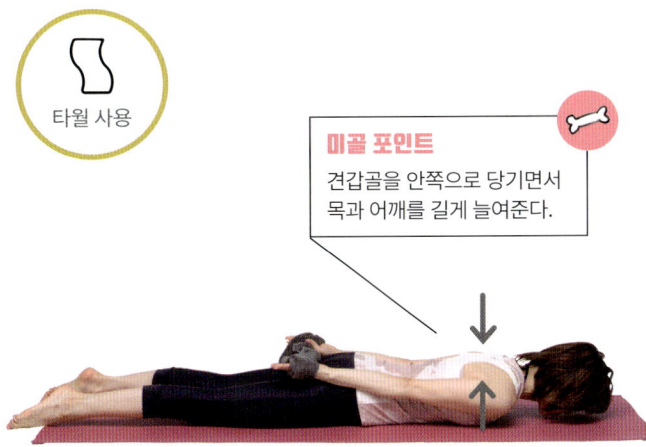

꼬리 포인트
견갑골을 안쪽으로 당기면서 목과 어깨를 길게 늘여준다.

1 엎드려 누워 양손으로 타월을 쥐고 견갑골을 척추 방향으로 가까이 끌어당긴다.

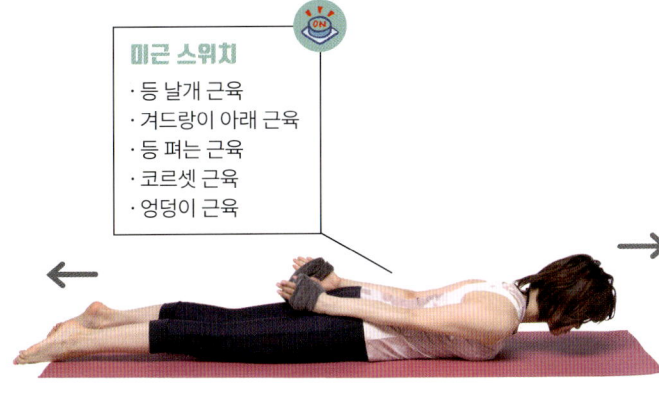

미근 스위치
· 등 날개 근육
· 겨드랑이 아래 근육
· 등 펴는 근육
· 코르셋 근육
· 엉덩이 근육

2 숨을 뱉으면서 상반신을 펴서 살짝 띄운다.

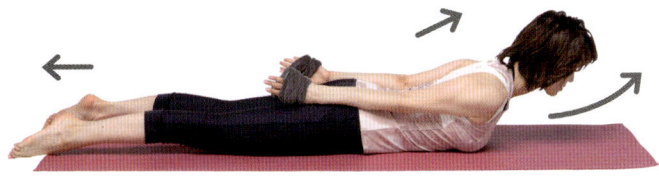

3 무리하지 않는 선에서 할 수 있는 만큼 조금 더 시선을 멀리 두면서 등의 힘으로 상반신을 일으켜 보자.

STEP 3. EXERCISE | 잇다

살찐 겨드랑이 타입
겨드랑이 살 조이기

브래지어 사이로 튀어나온
겨드랑이 살을 꼭 조이자!

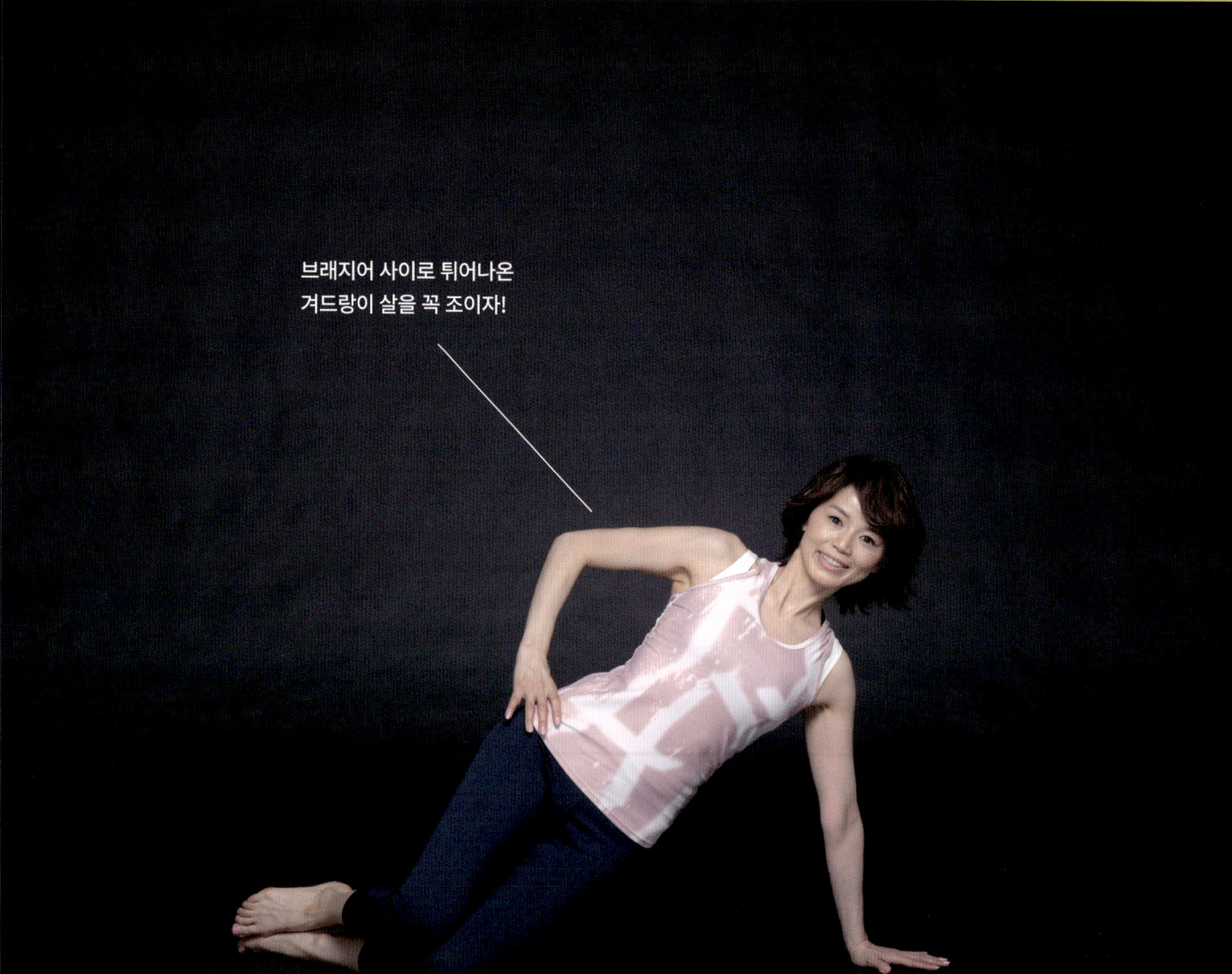

겨드랑이 살 조이기

늘어지기 쉬운 겨드랑이 아래 살을 꼭 조일 수 있는 미근 스위치를 찾읍시다.

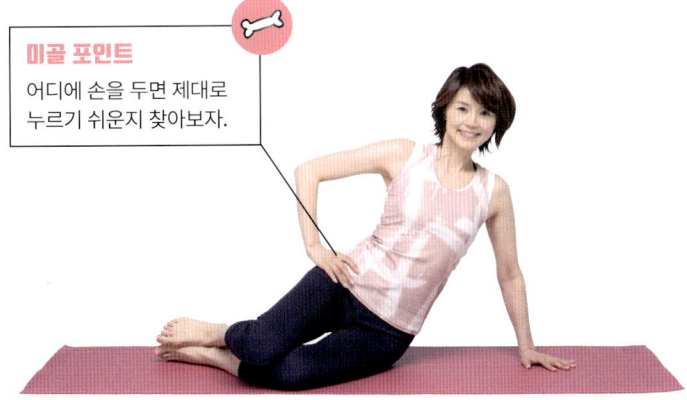

미골 포인트
어디에 손을 두면 제대로 누르기 쉬운지 찾아보자.

1
다리를 모아 옆으로 앉아 엉덩이의 연장선 위, 어깨의 바로 아래보다 조금 바깥쪽에 한 손을 둔다.

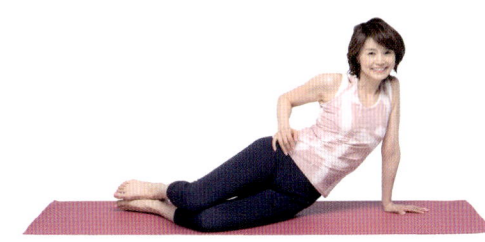

NG
이때 세운 팔에 몸을 기대어 축 늘어지면 안 된다.
어깨는 펴고 목은 곧게 뻗어 라인을 아름답게 유지한다.

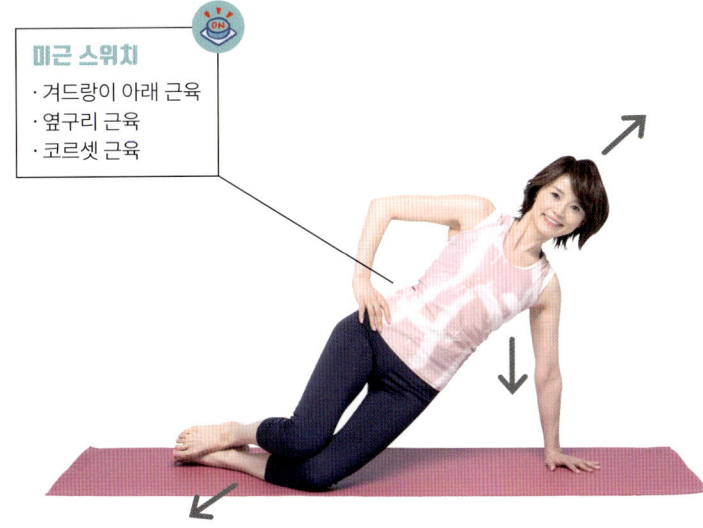

미근 스위치
· 겨드랑이 아래 근육
· 옆구리 근육
· 코르셋 근육

2
겨드랑이 아래에 힘을 주면서 바닥을 누르고, 엉덩이를 들어 올린다.
5~10초 유지한다. 몸의 방향을 바꾸어 반대쪽도 마찬가지로 진행한다.

미골 필라테스로
몸도 마음도 아름답게 바뀐 여성의 이야기

CASE
3

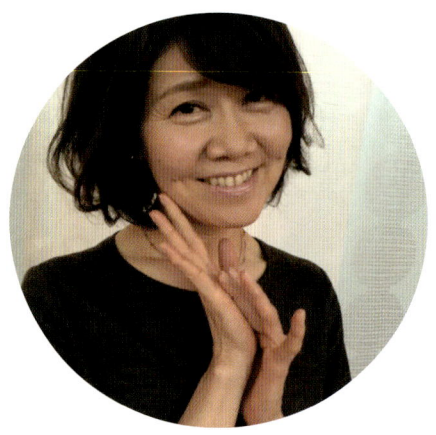

50세부터 시작해도 매년 젊어지고,
아름다워질 수 있다!

H.S 씨, 60세

이전에는 피트니스 클럽에서 격렬한 운동을 해야 운동을 하고 있다고 느꼈었어요. 제 나이와 몸은 생각하지 않고 무리하게 움직였었죠.

미골 필라테스는 '운동은 무작정 하는 것이 아니라 이미지를 그리며 하는 것이 중요하다.'라는 것을 알려주었어요. 단순히 걷는 것뿐이어도, 의식을 하는 것으로 몸은 바뀌기 때문입니다.

전에는 허벅지 뒤에 근육이 있는 것조차 느끼지 못했어요. 지금은 움직이면서, 이 근육을 사용하고 있구나 라고 의식할 수 있게 되었어요. 지금은 몸의 움직임이 완전히 바뀌었습니다.

만나는 사람마다 저의 나이를 듣고는 젊음과 매력을 유지하는 비결이 뭐냐고 물어요. 아름다움을 향한 의식을 생활 속에서 유지하면 된다고 알려줍니다. 내 몸을 의식하면서 생활하면 자세가 좋아지고, 집중력·머리 회전이 증가하고 매년 젊어지고, 아름다움을 유지할 수 있습니다.

STEP 4

STYLE-UP
조이다

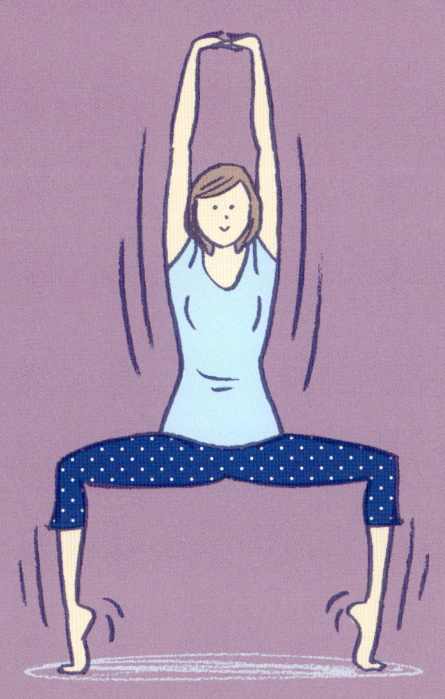

STEP 4. STYLE-UP | 조이다

처진 뱃살 타입
허리 펴서 지탱하기

코르셋 근육을 ON하여
가볍고 편안하게 자세를 유지하자.

허리 펴서 지탱하기

코르셋 근육을 확실하게 느낄 수 있게 되었다면,
전신의 근육을 활성화시킬 수 있도록 가볍게 몸을 조여 봅시다.

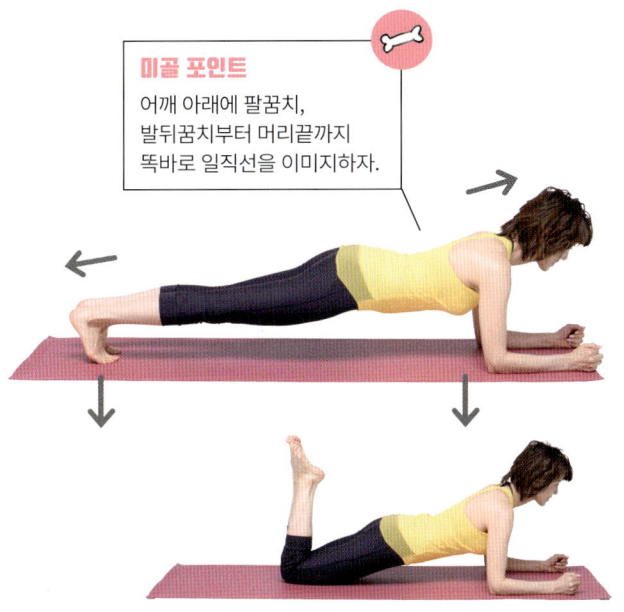

미골 포인트
어깨 아래에 팔꿈치,
발뒤꿈치부터 머리끝까지
똑바로 일직선을 이미지하자.

1
양 팔꿈치와 발끝을 바닥에 붙이고
머리부터 발뒤꿈치까지
몸통을 곧게 펴면서 10초간 유지한다.
(플랭크 자세)

자세가 힘들다면
무릎을 굽혀도 OK

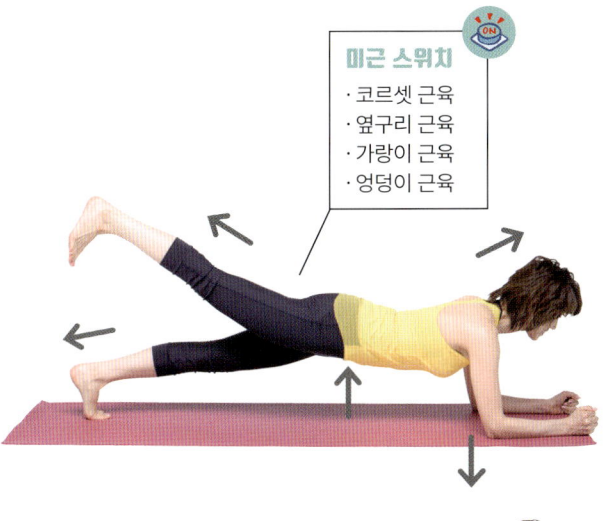

미근 스위치
· 코르셋 근육
· 옆구리 근육
· 가랑이 근육
· 엉덩이 근육

2
배와 엉덩이의 근육을 의식하면서
한쪽 다리를 들어 올린다.
자세가 흐트러지지 않도록
균형을 유지한 후 천천히 다리를 내린다.
반대쪽 다리도 마찬가지로 진행한다.

NG
배에 힘이 빠지면 자세가 흐트러지므로
주의한다.

STEP 4. STYLE-UP | 조이다

뚱뚱한 허벅지 타입

한쪽 다리 들고 서기

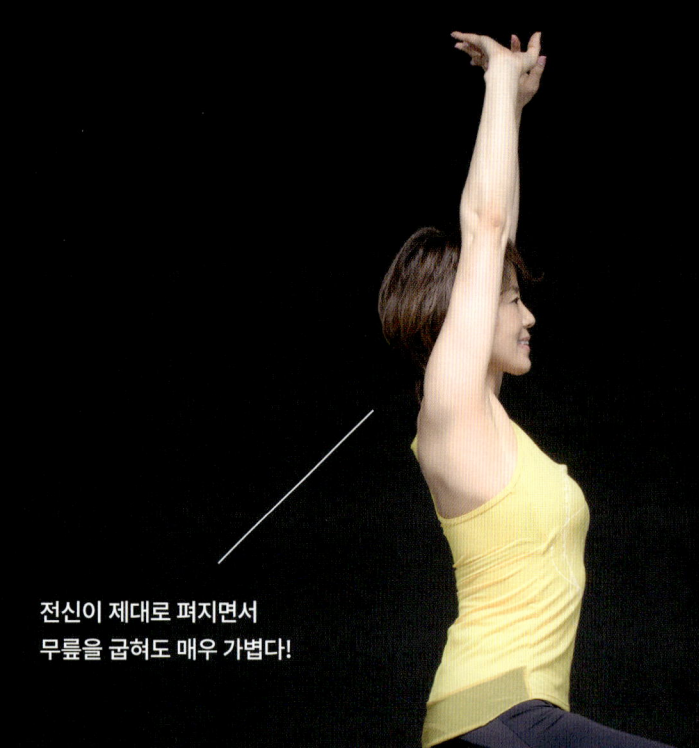

전신이 제대로 펴지면서
무릎을 굽혀도 매우 가볍다!

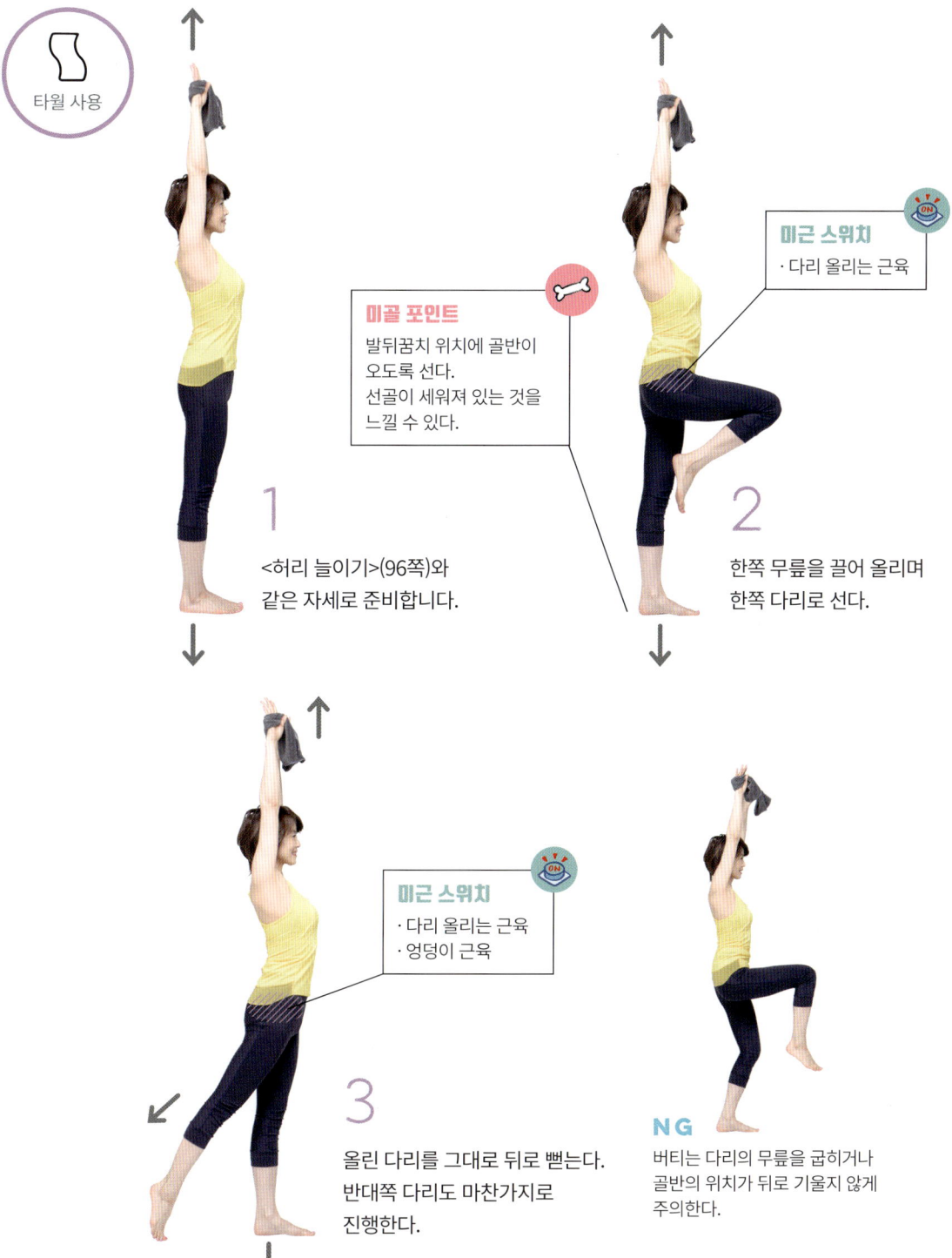

STEP 4. STYLE-UP | 조이다

납작한 엉덩이 타입
아름다운 엉덩이 스쿼트

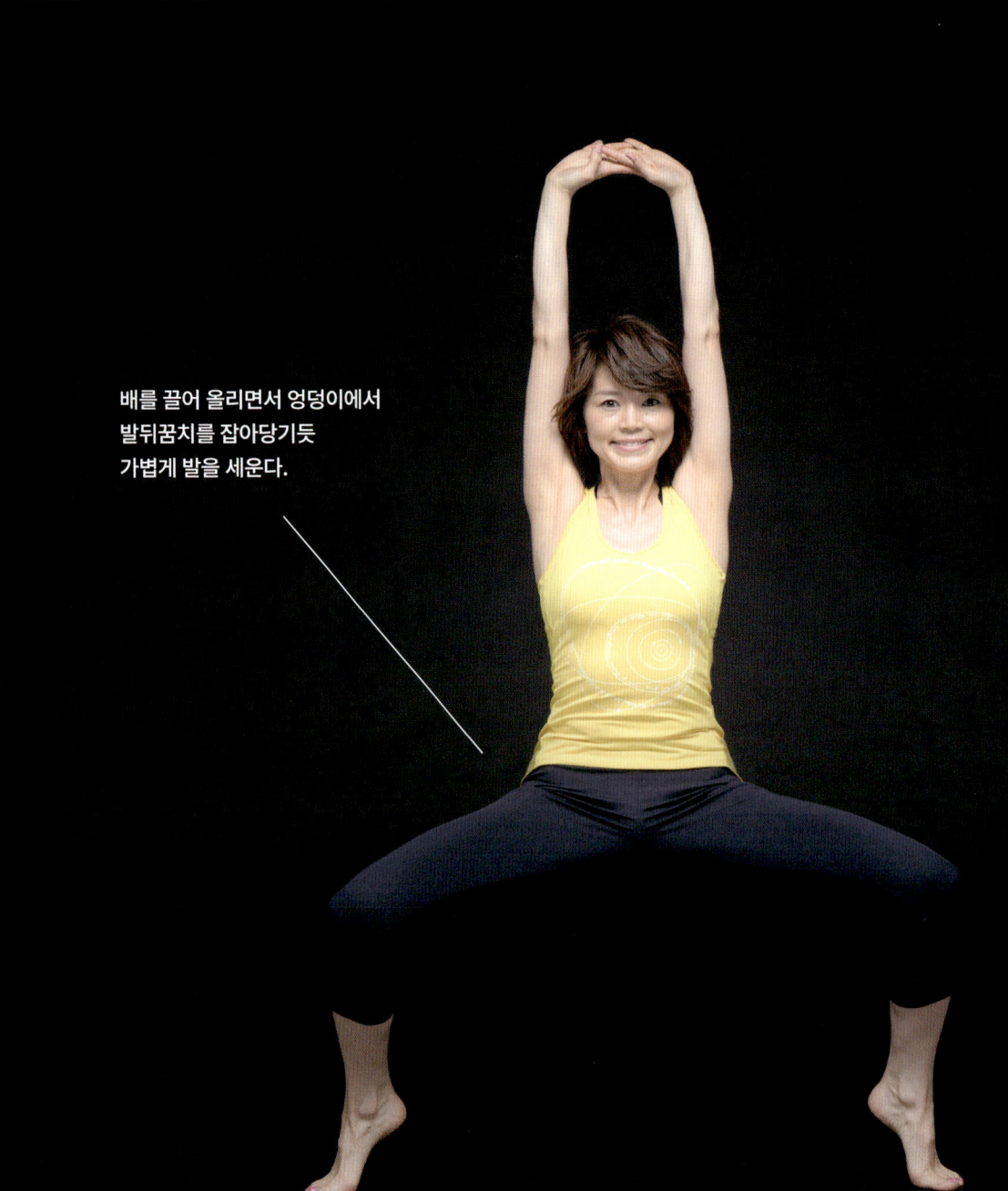

배를 끌어 올리면서 엉덩이에서
발뒤꿈치를 잡아당기듯
가볍게 발을 세운다.

아름다운 엉덩이 스쿼트

바닥에 최소한의 면적을 대고 서는 움직임으로 균형 감각을 몸에 익힙니다.
골반 주위의 미근을 의식하며 진행합니다.

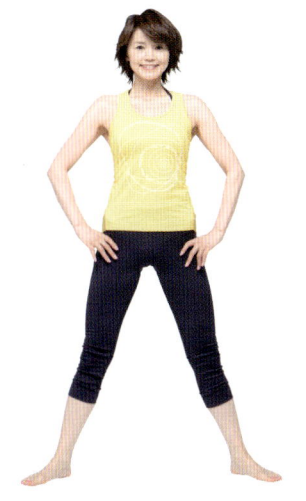

1 다리를 골반 너비보다 넓게 벌리고 발끝은 바깥쪽으로 향하여 선다.

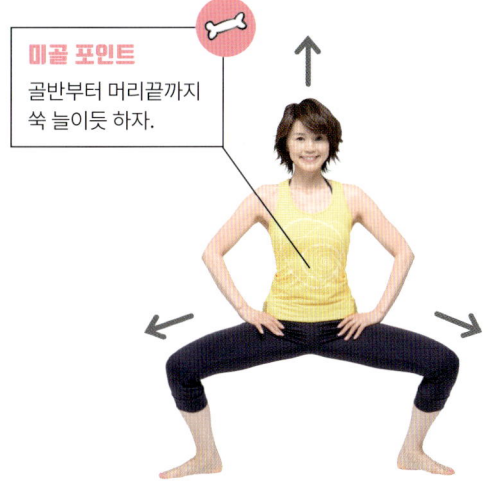

미골 포인트
골반부터 머리끝까지 쑥 늘이듯 하자.

2 상체 자세를 유지하며 무릎을 깊게 굽힌다.

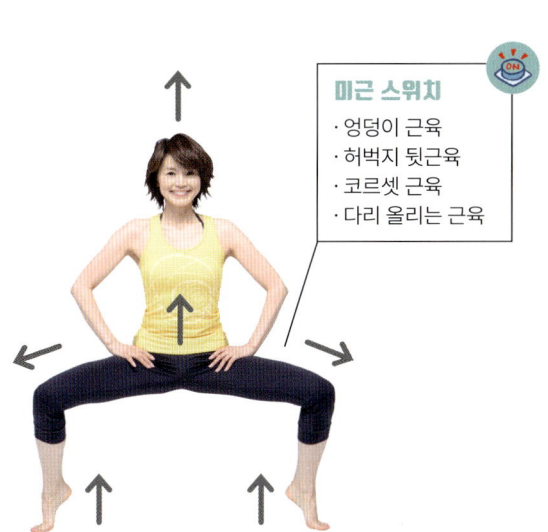

미근 스위치
· 엉덩이 근육
· 허벅지 뒷근육
· 코르셋 근육
· 다리 올리는 근육

3 머리의 높이가 달라지지 않도록 주의하며 발뒤꿈치를 높이 올린다.

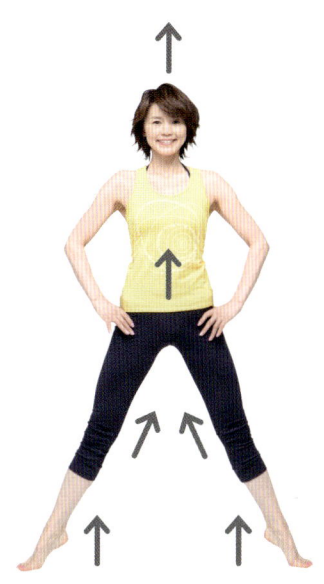

4 발뒤꿈치를 올린 상태에서 무릎을 편다. 3번과 4번의 과정을 4~8회 반복한다. 자세가 힘든 사람은 의자 등받이 등을 받치고 해도 좋다.

STEP 4. STYLE-UP | 조이다

늘어진 허벅지 타입
안쪽 허벅지 플리에

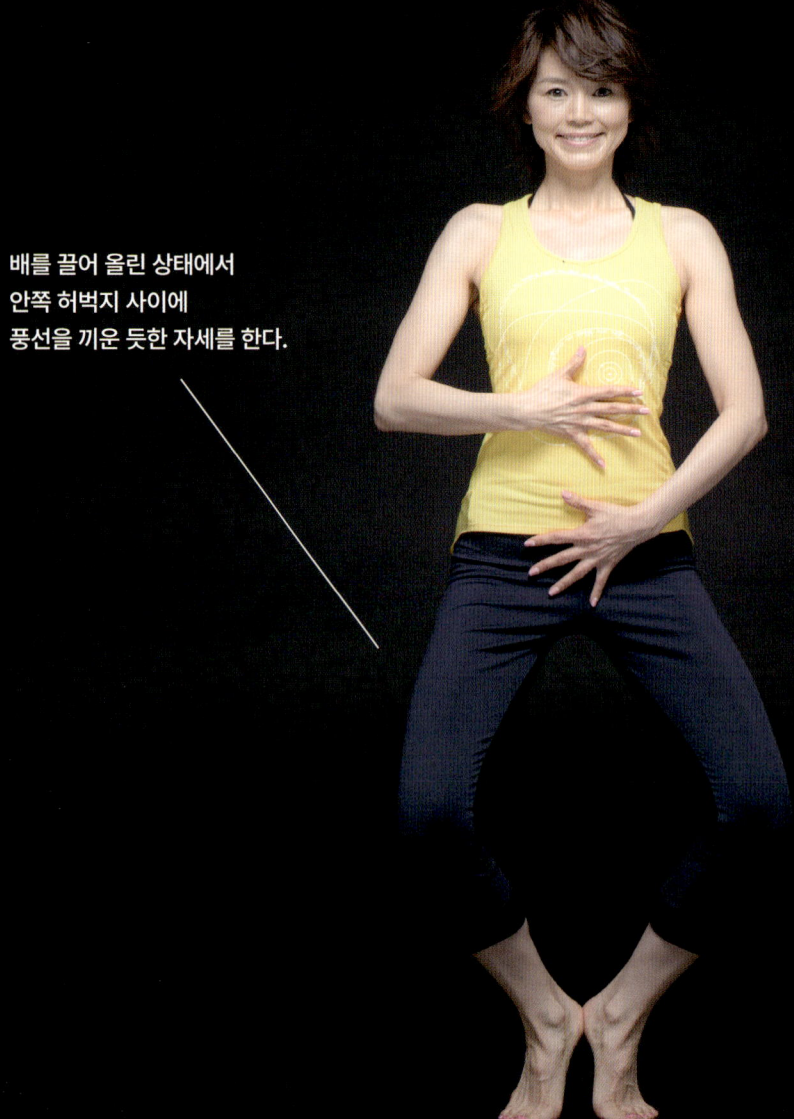

배를 끌어 올린 상태에서
안쪽 허벅지 사이에
풍선을 끼운 듯한 자세를 한다.

안쪽 허벅지 플리에

가랑이 근육과 안쪽 허벅지 근육을 단련하면 몸의 중심이 느껴지며 어떤 움직임도 가벼워집니다.

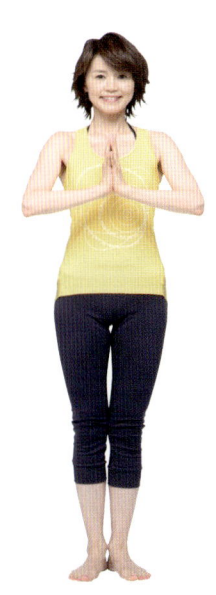

1 발끝을 바깥쪽으로 하고 안쪽 허벅지를 가지런히 모아 선다.

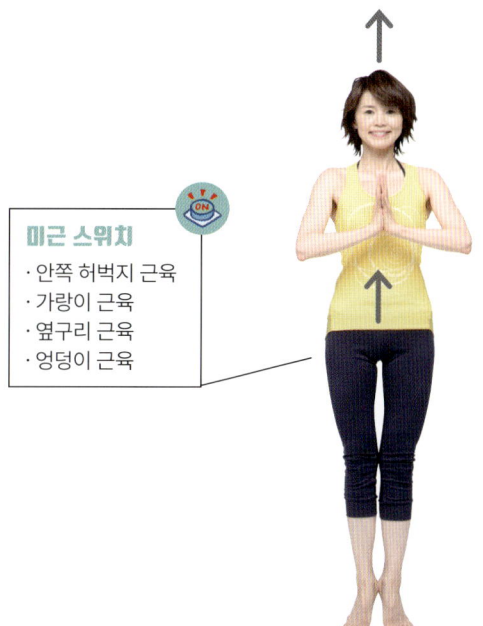

미근 스위치
· 안쪽 허벅지 근육
· 가랑이 근육
· 옆구리 근육
· 엉덩이 근육

2 양발의 뒤꿈치를 붙인 채 발끝으로 선다.

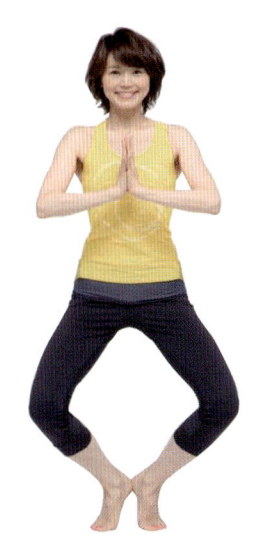

미골 포인트
안쪽 허벅지 사이에 풍선을 끼운 이미지를 그린 상태에서 가랑이 근육과 안쪽 허벅지 근육으로 팡 하고 터뜨리는 느낌으로 꽉 조이며 끌어 올린다.

3 발뒤꿈치를 붙인 자세를 유지하며 무릎을 벌린다.

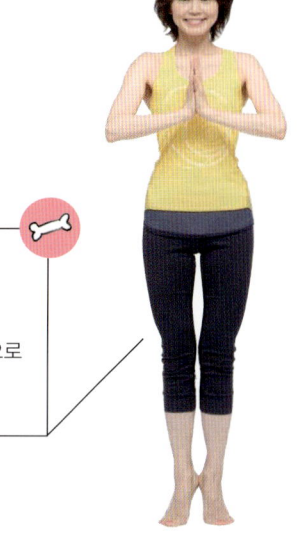

4 안쪽 허벅지와 배를 끌어 올리는 느낌으로 2번의 자세로 돌아가 발뒤꿈치를 내린다.
이 과정을 4~8회 반복한다.

STEP 4. STYLE-UP | 조이다

뻣뻣한 새우등 타입
부드럽게 척추 굴리기

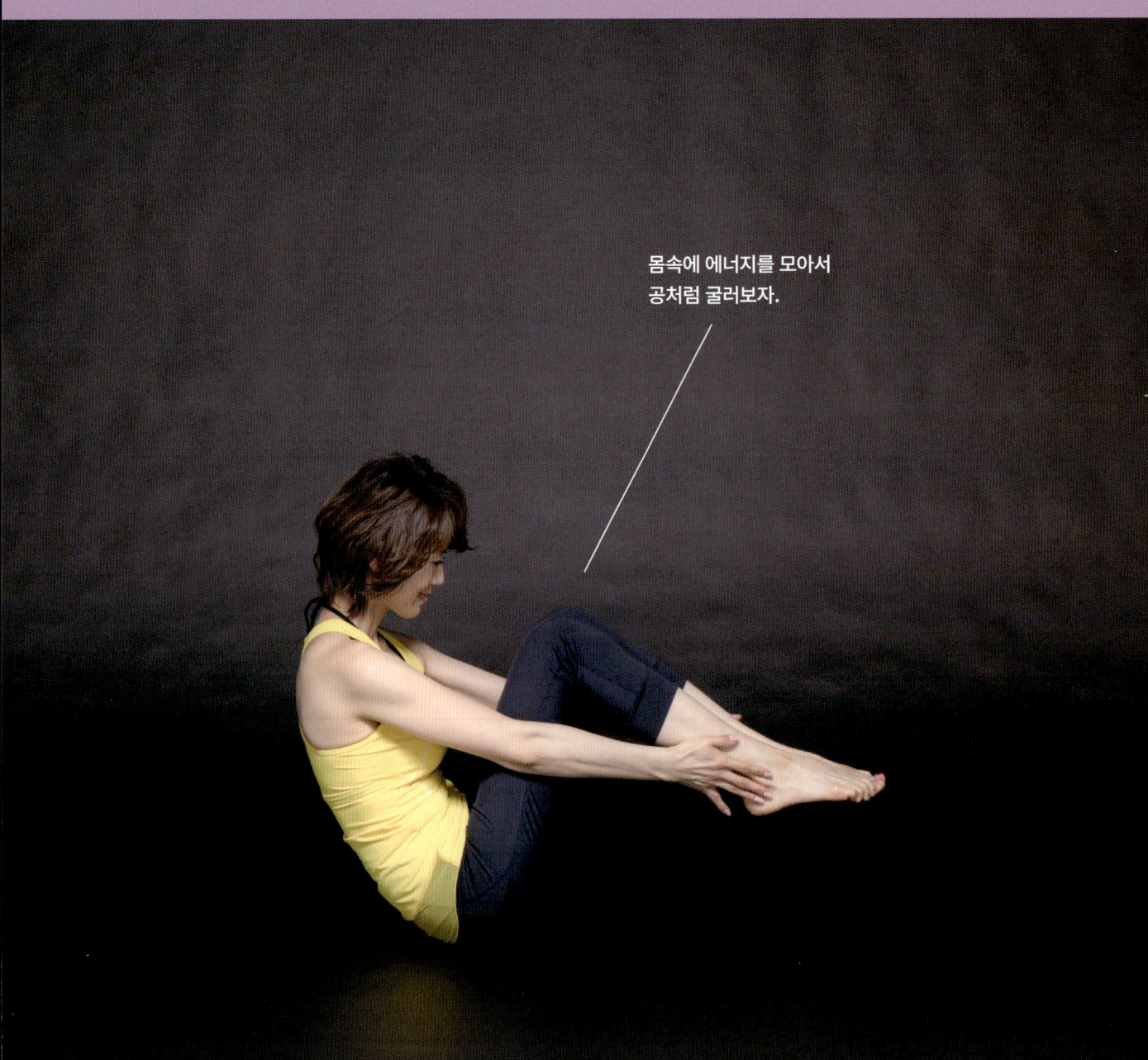

몸속에 에너지를 모아서
공처럼 굴러보자.

부드럽게 척추 굴리기

속이 꽉 찬 공처럼 배에 힘을 가득 넣어 척추의 포지션을 정비합시다.

미골 포인트
허리와 등과 목이 고르게 둥글어지게 만다.

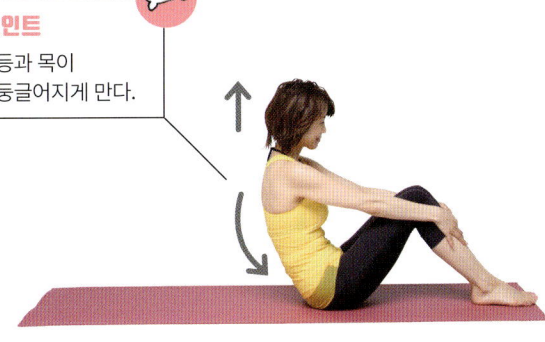

1
양 무릎을 굽혀 앉은 자세에서 골반을 뒤로 기울인다.

미근 스위치
· 코르셋 근육
· 옆구리 근육
· 다리 올리는 근육
· 안쪽 허벅지 근육

2
배에 힘을 주면서 한쪽 무릎씩 올려 안쪽으로 양 허벅지를 모은다.

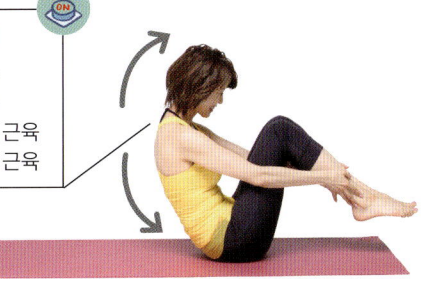

3
척추 자세를 둥글게 유지하면서 뒤쪽으로 어깨까지 구른다.
내 몸이 무거운 공이 되어 천천히 묵직하게 굴러가는 것을 이미지하며 진행한다.

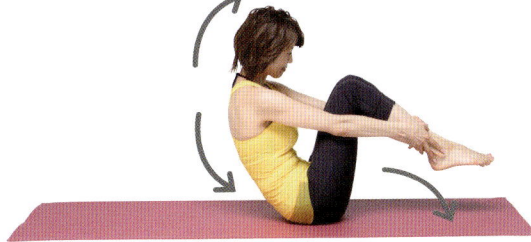

4
자세를 그대로 유지하면서 앞쪽으로 몸을 굴려 2번의 자세로 돌아온다.
이 과정을 4~8회 반복한다.

STEP 4. **STYLE-UP** | 조이다

뻐근한 어깨 타입
어깨 라인 잡는 푸시업

가슴을 열고
견갑골의 위치를 의식하면서
푸시업!

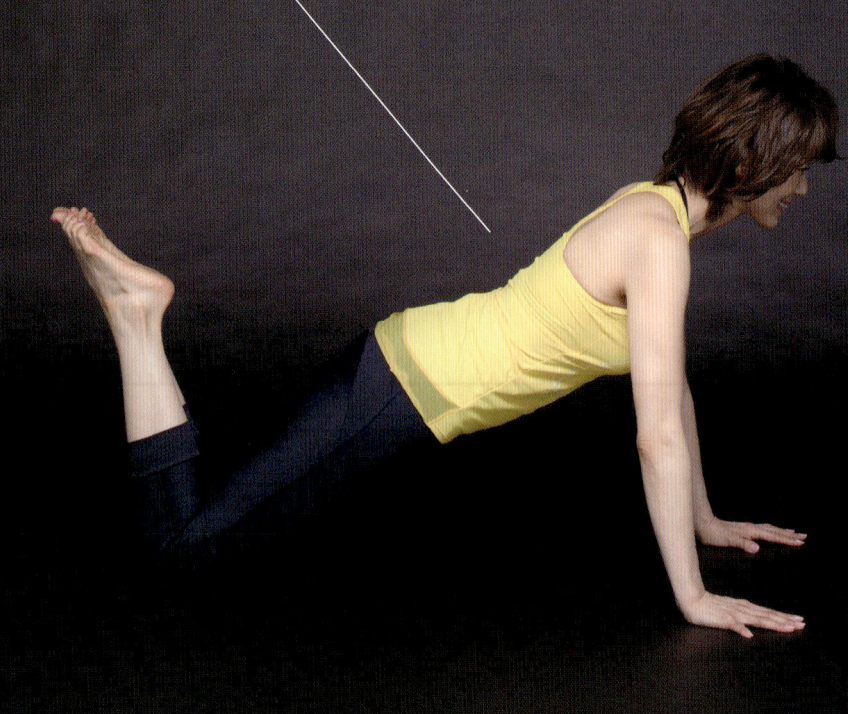

어깨 라인 잡는 푸시업

어깨의 라인을 안정되게 잡아주는 옷걸이처럼 견갑골의 위치를 단단히 잡아주자.

뼈골 포인트
견갑골의 위치를 옷걸이와 같이 안정시킨다.
팔꿈치를 지나치게 펴서 관절이 고정되지
않도록 주의한다.

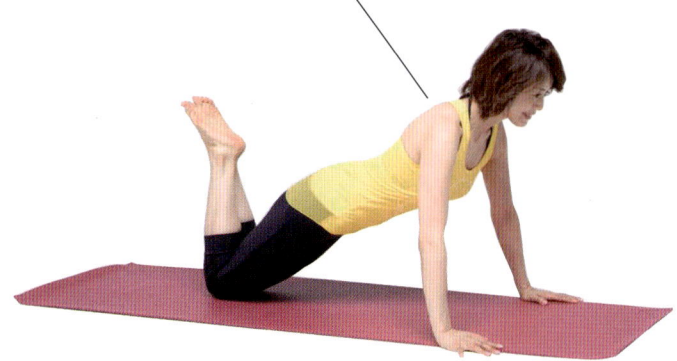

1
무릎은 땅에 닿은 채로
양팔을 어깨 폭보다 넓게 하고
팔굽혀 펴기 자세를 취한다.
이때 양 무릎부터 머리끝까지 곧게 뻗은
이미지를 그리며 몸통을 유지한다.

미근 스위치
· 겨드랑이 아래 근육
· 코르셋 근육
· 엉덩이 근육
· 가랑이 근육

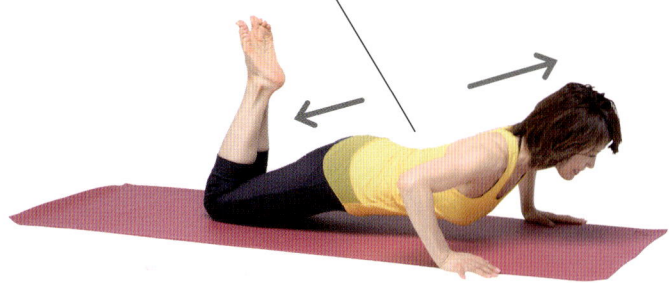

2
겨드랑이 아래에 힘을 넣어
천천히 팔꿈치를 바깥으로 굽히면서
상체를 바닥에 가깝게 댄다.
다시 천천히 상체를 올려 1번 자세로
돌아간다. 이 과정을 4~8회 반복한다.

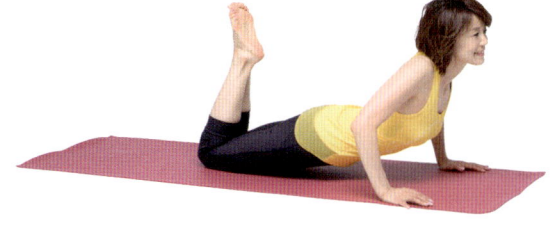

NG
허리가 내려가거나
어깨가 올라가지 않도록 주의한다.

STEP 4. STYLE-UP | 조이다

살찐 겨드랑이 타입
뒤태 살리는 플랭크

몸속의 에너지를 전부 뿜어내는 것처럼
전신을 활짝 펴보자.

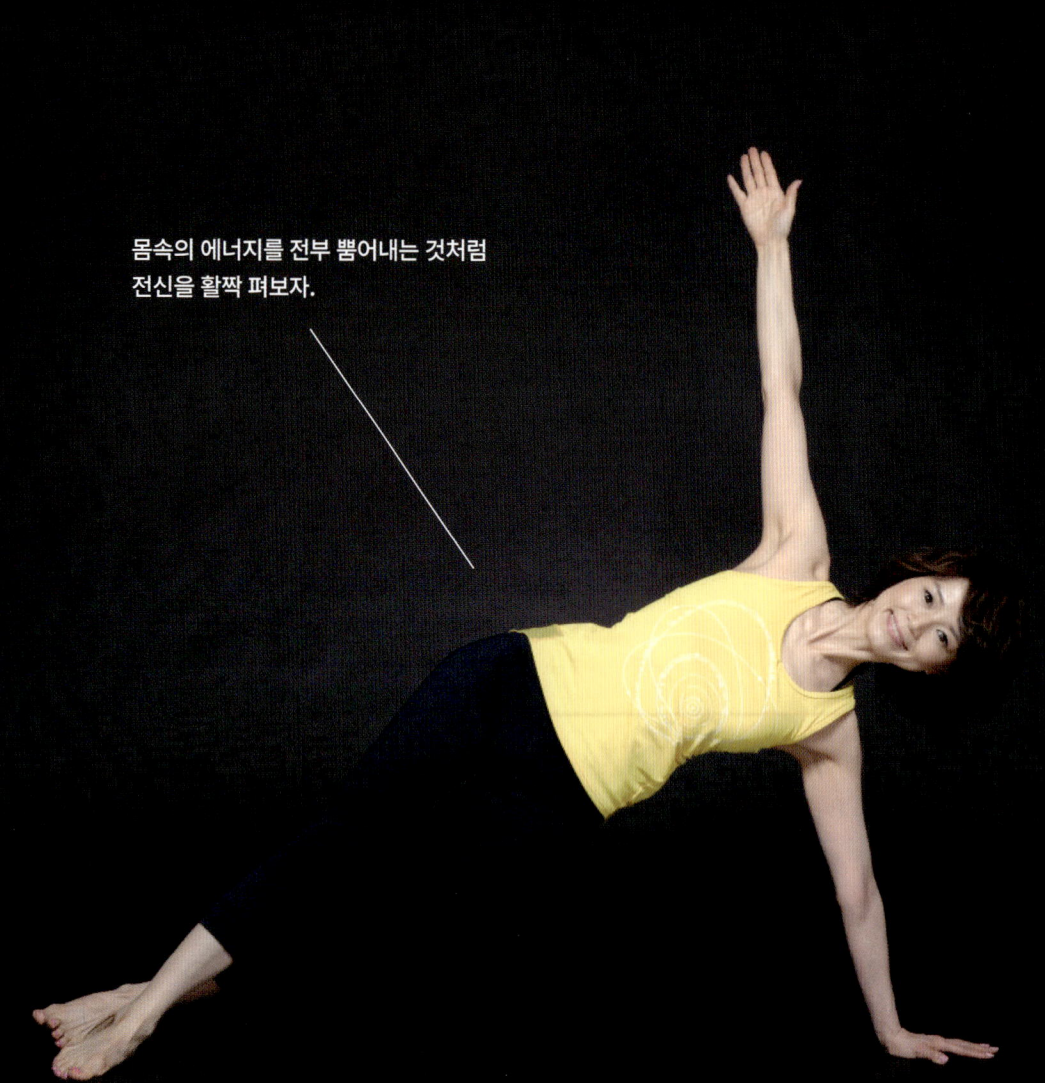

뒤태 살리는 플랭크

겨드랑이 아래 근육을 확실하게 느끼면서 진행합니다.
아름다운 데콜테 라인(목선, 어깨, 쇄골까지의 라인)을 만들 수 있습니다.

미골 포인트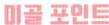
〈겨드랑이 살 조이기〉(108쪽)의 2번 자세에서처럼 뼈와 근육의 위치를 제대로 의식한 상태에서 진행합니다.

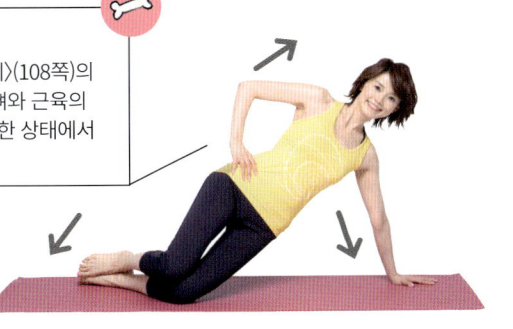

1
다리를 모아 옆으로 앉아 엉덩이의 연장선 위, 어깨의 바로 아래보다 조금 바깥쪽 바닥에 왼손을 두고 엉덩이를 들어 올린다.

미근 스위치
· 겨드랑이 아래 근육
· 옆구리 근육
· 코르셋 근육
· 안쪽 허벅지 근육

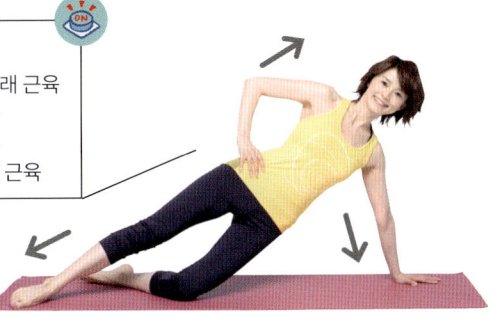

2
자세를 그대로 유지하면서 위쪽 다리를 곧게 펴서 발끝을 앞쪽으로 바닥에 댄다. 이때, 머리부터 발끝까지 몸이 늘어나듯이 쭉 편다.

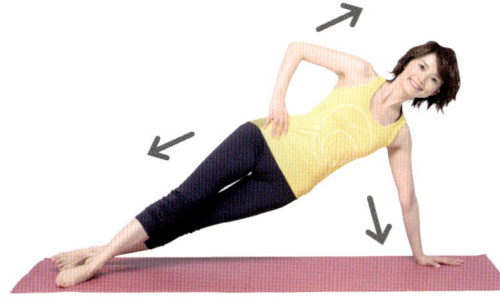

3
아래쪽 다리를 그대로 들어서 교차하듯 위쪽 다리의 뒤로 뻗는다.

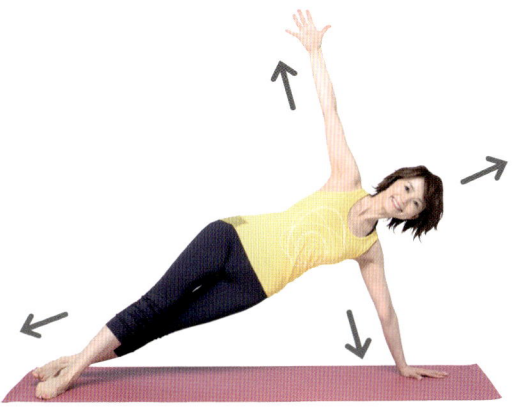

4
바닥을 짚은 팔과 평행하게 오른팔을 올려 뻗으며 자세를 유지한다. 방향을 바꾸어 반대쪽도 마찬가지로 진행한다.

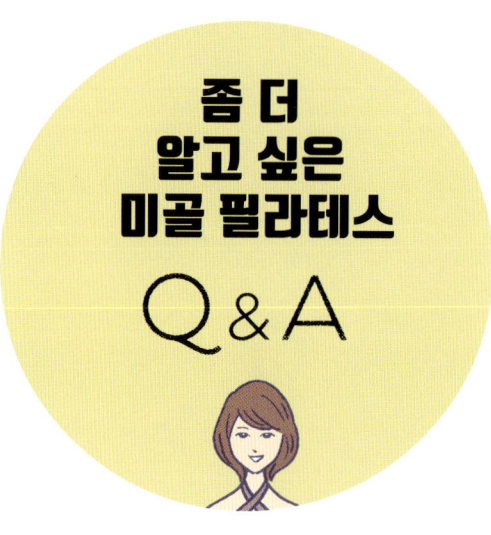

좀 더 알고 싶은 미골 필라테스 Q&A

Q 아픔이 느껴져도 계속해야 하나요?

A 허리나 어깨 등, 몸의 어딘가가 아픔을 느끼고 있을 때는 안정이 우선입니다. 초조해하지 말고, 잠시 기다렸다가 아픔이 가시면 움직여주세요.

Q 진짜 살이 빠지나요?

A 미골 필라테스는 유산소 운동이 아니기 때문에 지방 연소의 효과를 크게 기대할 수 없습니다. 하지만 '미골 포인트'와 '미근 스위치'를 의식하면서 움직이는 것으로 뼈와 뼈의 공간이 가장 이상적인 상태에 가까워지고 몸의 라인을 아름답게 잡아줍니다. 즉, 지방을 제거하는 것이 아니라 체형을 바로 잡아주는 것으로서의 다이어트 효과를 보실 수 있습니다.

Q 몸이 딱딱히 굳었는데 할 수 있을까요?

A 필라테스에 대한 이미지가 학구적이고 체계적인 느낌이어서인지 운동을 꾸준히 해 온 사람만이 하는 난이도 높은 운동으로 생각하는 분들이 많습니다. 미골 필라테스는 본래의 자신의 모습을 되찾기 위한 프로그램으로 초보자들도 무리하지 않으면서 부드럽고 아름다운 몸을 만들 수 있습니다.

Q 나이가 든 저도 괜찮을까요?

A 건강을 챙기는 것에 나이가 중요할까요? 하루하루가 인생에서 가장 젊을 때입니다. 나이가 들어감에 따라 바른 자세를 유지시키는 근육도 약해지므로, 필라테스를 시작하면서는 포기하지 않는 마음이 더 중요합니다. 평생 자신의 몸을 계속해서 사랑하기 위한 시작이니 자신을 가지고 시작해보세요.

"사토코 씨, 책을 써보는 게 어떠세요?"라고 처음 제안을 받았을 때는 솔직히 망설였습니다. '내가 사람들에게 전할 수 있는 것은 무엇일까…'하는 생각 때문에요. 그런 생각을 했을 때 떠오른 것은 저의 스튜디오 고객들의 웃는 얼굴이었습니다.

필라테스를 처음하는 초보자분들을 많이 만나는데, 항상 제일 먼저 제 눈에 보이는 것은 불안과 걱정이 많은 얼굴입니다. 하지만 미골 필라테스를 시작한 그분들은 지금은 늘 환한 웃음으로 가득 차 있는 밝은 얼굴이 되었습니다.
"어려운 동작 같은 것은 생각하지 말고 어쨌든 몸을 움직이는 즐거움과 기분 좋음을 느껴보세요."라며 레슨을 거듭해 왔습니다. 무엇보다 그런 '처음 한 걸음'을 이 책을 통해 전하고 싶었습니다.

독자 여러분도 우선은 자신의 몸에 흥미를 가져보세요. 그런 다음 시작하면 '본래의 부드러움을 되찾는 몸만들기'는 의외로 간단히 할 수 있습니다. 내 몸에 대한 관심이 지식이 되고, 지혜가 되고, 일생의 보물이 될 것이라 믿고 있습니다.

이 책을 출간하게 된 지금까지 저 역시 많은 분께 여러 지식을 전달받았습니다. 필라테스의 Wataru 선생님, 웨이브 스트레칭의 마키 선생님, 롤핑의 Hiro 선생님, 미식의 Kyoko 선생님, 아름다운 피부의 리에코 선생님, 감사합니다.
마지막으로 이 책의 계기를 만들어준 디렉터 한다 씨, 저의 문장과 전하고 싶은 것을 이해해 주고 알기 쉽게 정리해준 라이터 엔도 씨, 코분샤 논픽션 편집부 편집장 모리오카 씨, 제작 스태프 여러분, 그리고 응원해준 스튜디오의 동료와 학생 여러분에게 마음으로부터 감사드립니다.

미골 필라테스가 여러분의 '처음 한 걸음'이 되기를 바라며 응원합니다.

사토코

STAFF

아트디렉터 호소야마다 코센 | **디자이너** 스즈키 아즈사(호소야마다 디자인 사무소) | **일러스트** 나카무라 사토시
카메라 가와노 히데키 | **동영상 촬영** 구보 도시카쓰(MS2) | **헤어&메이크업** 스기무리 리에코
기획편집 한다 가즈시게 | **편집** 엔도 루리코 | **기획프로듀스** 매디슨 컨설팅

의상협력 | 보디 아트 재팬

참고문헌

클램 W 톰슨 「신체운동의 기능해부 개정판」
앤드류 비엘 「보디 내비게이션」
켄달, 프로반스, 맥크리리 「근:기능과 테스트 - 자세와 통증」

처음 하는 필라테스

하루 1분으로 아름다운 골격을 만드는
미골 필라테스 다이어트

1판 1쇄 펴냄 2018년 6월 20일

지은이 사토코
펴낸이 정현순
편 집 오승원
디자인 이용희

펴낸곳 ㈜북핀
등 록 제2016-000041호(2016. 6. 3)
주 소 서울시 광진구 천호대로 572, 5층 505호
전 화 070-4242-0525 / 팩스 02-6969-9737

ISBN 979-11-87616-40-5 13510

값 13,000원

이 책은 저작권법에 따라 보호받는 저작물이므로 무단전재와 무단복제를 금합니다.
파본이나 잘못 만들어진 책은 구입하신 서점에서 바꾸어 드립니다.